Isabelle Ascanio Parra

Obesidad, Acupuntura y Biomagnetismo

Isabelle Ascanio Parra

Obesidad, Acupuntura y Biomagnetismo

Aplicación de diferentes técnicas, en el tratamiento efectivo para la Obesidad

Editorial Académica Española

Imprint
Any brand names and product names mentioned in this book are subject to trademark, brand or patent protection and are trademarks or registered trademarks of their respective holders. The use of brand names, product names, common names, trade names, product descriptions etc. even without a particular marking in this work is in no way to be construed to mean that such names may be regarded as unrestricted in respect of trademark and brand protection legislation and could thus be used by anyone.

Cover image: www.ingimage.com

Publisher:
Editorial Académica Española
is a trademark of
Dodo Books Indian Ocean Ltd., member of the OmniScriptum S.R.L Publishing group
str. A.Russo 15, of. 61, Chisinau-2068, Republic of Moldova Europe
Printed at: see last page
ISBN: 978-620-3-87549-2

DEDICATORIA.

A mis padres, Ángel e Isabel, lo más grande que tengo en mi vida, todo lo que soy es gracias a ustedes.

A Fran, mi esposo, por siempre darme el empuje necesario en mis múltiples indecisiones, ¡Te amo!

A Leona, mi hermosa hija perruna, por acompañarme acostada debajo de mis piernas durante la realización de este trabajo.

A mi hermanita de la vida, Dayana, por siempre apoyarme y meter una cantidad increíble de alegría en mi vida, ¡ah! y también por ser mi primera paciente y confiar en mi criterio

AGRADECIMIENTOS

A mi padre, Ángel Ascanio, mi "Editor en Jefe". Gracias por todas tus sugerencias y correcciones, sin ti no hubiese sido posible la realización de esta tesina.

A mi madre, Isabel Parra, por tus valiosísimas opiniones y sugerencias en cada una de las dudas que se me han presentado a lo largo de esta investigación.

A Fran, mi esposo, por siempre apoyarme y decirme en momentos de mayor desespero, "tranquila, sabes que lo vas a lograr"

A los pacientes RH, FI y GR. Gracias por confiar en mí y en mis criterios para tratar sus padecimientos.

Y por último, pero no menos importante, a los profesores de la Escuela Dragón de Jade:

A la Profesora Lic. Ángela Calvo, gracias por sus enseñanzas, consejos y apoyo durante estos 2 años de carrera.

Al Profesor Daniel Navas, por aconsejarme en la escogencia del tema y por sus sugerencias en torno a cómo debía llevar la dirección de la investigación.

RESUMEN

La obesidad está considerada una enfermedad crónica, además es un factor que puede desencadenar otras enfermedades y de ser el caso, agravar las que poseemos. La obesidad está muy extendida en nuestra sociedad y en este momento afecta a un amplio número de la población, sin hacer distingo entre estratos sociales, edad y/o sexo. Se da principalmente por la mala alimentación, sobre ingesta de alimentos, sedentarismo y en algunos casos se presenta por trastornos emocionales.

En esta investigación, además de analizar esta patología desde el punto de vista de la MTCh, también se analizó desde el punto de vista de la medicina Alopática y la más relevante para este estudio el Biomagnetismo.

OBESIDAD SEGÚN LA MEDICINA ALOPATICA:
* Padecimiento complejo, que se caracteriza por el exceso de grasa corporal.
* Puede tener influencias genéticas, conductuales, metabólicas y/u hormonales.
* La causa principal es por ingerir más calorías de las que se pueden quemar con la ejercicio físico o con las actividades diarias habituales.
* Según esta medicina tenemos varios tipos de obesidad y están divididas por:
    * Las Causas: Genética, Dietética, por Desajuste, por Defecto Termogénico, Nerviosa, por Enfermedades Endocrinas, por Medicamentos, Cromosómica y Menopaúsica.
    * La Distribución de la Grasa Corporal: distribución Homogénea; Ginoide o Periférica; y Androide o Abdominal.

OBESIDAD SEGÚN LA MEDICINA TRADICIONAL CHINA:
* Es una patología crónica, que se desarrolla de forma lenta y progresiva, que produce una hipertrofia del tejido adiposo.
* La cual consiste en una sintomatología de exceso con un fondo de insuficiencia. El exceso proviene de una plenitud del TR medio, que causa una acumulación de calor humedad en E, IG e H, causadas por la mala alimentación y el exceso de dulces y grasas; y la insuficiencia proviene por un vacío de Qi de Bp, producto de una "tierra débil" que no transforma ni transporta los alimentos consumidos y genera Tan, también origina problemas emocionales: ansiedad nerviosa, que se trata de aplacar comiendo, que a su vez estanca el Qi de H.
* Tenemos cuatro tipos de obesidad: Yin o de Bp, Yang o de H, Central y Periférica.

OBESIDAD SEGÚN EL BIOMAGNETISMO:
* La obesidad es un síndrome metabólico, producto de la mala alimentación y por la conjunción de otras patologías; las cuales se ayudaran a restablecer gracias a tratamiento con magnetos, que buscara equilibrar el pH de los órganos implicados.
* Para esta técnica no es el tipo de obesidad que se padece, sino las causas que la motivaron.
* Los beneficios son que aumenta el flujo sanguíneo, aportando más oxígeno y nutrientes a las células, acelerando la eliminación de toxinas y grasa innecesaria.

La investigación fue realizada de forma sistemática, con un objetivo claro, de modo que parte de los aspectos pueden ser comprobados y replicados. Los tipos de investigación utilizados fueron, Aplicada, Explicativa y Cuantitativa; con el propósito de crear modelos explicativos que determinen las causas y las consecuencias de la Obesidad; y a la vez, lograr las estrategias específicas, en el tratamiento idóneo en personas obesas. A esto se llegó, combinando las terapias de Acupuntura y Biomagnetismo. También fue utilizado el Método Inductivo, porque a partir de la observación, se pudo obtener conclusiones más o menos verdaderas, sobre los resultados de los tratamientos aplicados a los pacientes. Para el diseño de la investigación se aplicó el Método Experimental, donde se pudo observar el grado de las variables implicadas y manipuladas en cada uno de los casos estudiados, los cuales fueron: Tratamiento para paciente solo con terapia de Acupuntura, otro donde solo se le aplico Biomagnetismo y al último paciente el acoplamiento de ambas terapias.

Gracias a todo la investigación realizada se pudo constatar y concluir que si es posible adelgazar con la Acupuntura, Moxibustión y Aurículoterapia, pero lo más relevante de este estudio, es que si le sumamos el Biomagnetismo, potenciamos los efectos de las anteriores y se comprobó que es tiempo del tratamientos mucho más corto.

INDICE

INTRODUCCIÓN 7

CAPITULO I: EL PROBLEMA. 9

PLANTEAMIENTO DEL PROBLEMA 9

OBJETIVOS.. 10

   OBJETIVOS GENERALES.. 10

   OBJETIVOS ESPECÍFICOS.. 10

CAPITULO II: MARCO TEÓRICO.. 11

ANTECEDENTES. 11

BASES TEÓRICAS 11

   ACUPUNTURA Y MOXIBUSTIÓN.. 11

   AURÍCULOTERAPIA 24

   BIOMAGNETISMO. 25

   OBESIDAD SEGÚN LA MEDICINA ALOPÁTICA... 31

   OBESIDAD SEGÚN LA MEDICINA TRADICIONAL CHINA. 36

   OBESIDAD SEGÚN EL BIOMAGNETISMO.. 44

CAPÍTULO III MARCO METODOLÓGICO. 46

TIPO Y DISEÑO DE LA INVESTIGACIÓN 46

TÉCNICA E INSTRUMENTOS DE RECOLECCIÓN 47

PROCEDIMIENTO METODOLÓGICO 47

CAPITULO IV: PRESENTACION, ANALISIS Y TRATAMIENTO. 49

PRESENTACIÓN *PACIENTE "A"*.. 49

   ANALISIS PACIENTE "A" 50

   DIAGNÓSTICO PACIENTE "A": OBESIDAD YANG. 51

   TRATAMIENTOS PROPUESTOS PACIENTE "A". 51

   CRONOGRAMA TRATAMIENTOS REALIZADOS PACIENTE "A". 60

PRESENTACIÓN *PACIENTE "B"* 64

   ANÁLISIS PACIENTE"B" 64

   DIAGNÓSTICO PACIENTE "B": OBESIDAD PERIFERICA U OVÁRICA. 65

   TRATAMIENTOS PROPUESTOS PACIENTE"B". 65

   CRONOGRAMA de TRATAMIENTOS REALIZADOS PACIENTE "B" 67

PRESENTACIÓN *PACIENTE "C".* 79

   ANÁLISIS PACIENTE "C" 79

   DIAGNÓSTICO PACIENTE "C": OBESIDAD CENTRAL. 80

   TRATAMIENTOS PROPUESTOS PACIENTE "C" 81

   CRONOGRAMA DE TRATAMIENTOS REALIZADOS PACIENTE "C" 85

CONCLUSIONES Y RECOMENDACIONES 104

REFERENCIAS BIBLIOGRÁFICAS 106

ANEXOS 107

INTRODUCCIÓN

En la actualidad mucho se ha escrito e investigado acerca de la obesidad. Desde hace algunas décadas, cuando esta patología ganó notoriedad, solo se le dio un carácter estético, pero luego aparecieron signos de alerta que marcaron la salud y pasó a ser considerada como una enfermedad.

Una de las causas más significativas en la ganancia de peso, es el estilo de vida moderno y la globalización, que ha traído cambios en las variaciones de los patrones de vida, tales como las alteraciones del psiquismo (ansiedad, estrés), generadas sobre todo por el tipo de empleo, con jornadas laborables más largas, y el sedentarismo, que se presenta con mayor frecuencia en sociedades altamente tecnificadas, en donde todo está pensado para evitar grandes esfuerzos físicos, por ende, las personas se dedican más a actividades intelectuales y de entretenimiento (videojuegos, TV, computadoras, tabletas, teléfonos inteligentes, etc.) y en patrones de consumo con una mayor disponibilidad a alimentos procesados, como: bebidas azucaradas, comida chatarra o rápida, frituras, embutidos y en general: el azúcar, harinas y grasa que se han incluido en muchos de los alimentos de mayor consumo a nivel mundial. También, las porciones de comida son cada vez más grandes, sobre todo en las cadenas de comida rápida.

Por todo esto, podemos decir que la obesidad es uno de los trastornos más comunes en la actualidad, y en la práctica Médica Alopática uno de los más frustrantes y difíciles de tratar. Pero, ha aparecido un sin número de tratamientos y alternativas con el fin de lograr un peso corporal, donde la salud no se vea afectada. Aquí se centra el desarrollo de mi tesina, el cual consiste en la aplicación de tratamientos holísticos, combinando la Acupuntura con el Biomagnetismo para lograr acelerar el metabolismo y ayudar al organismo a la quema de grasa de manera natural, todo esto, sin tener que recurrir a regímenes alimenticios torturantes, sino simplemente, aprender a comer a la hora conveniente y de acuerdo a los requerimientos de cada quien.

CAPITULO I: EL PROBLEMA.

PLANTEAMIENTO DEL PROBLEMA

La obesidad es un padecimiento complejo y crónico, que se caracteriza por tener un exceso de tejido adiposo o grasa corporal.

La obesidad no es considerada solo un problema estético, es también un problema médico, una enfermedad que puede tener influencias genéticas, conductuales, metabólicas y hormonales. La mayoría de los casos ocurren cuando se ingiere más calorías de las que se queman con el ejercicio y las actividades diarias normales.

El tejido adiposo es una reserva natural de energía de los seres humanos, es decir, la energía se almacena en forma de grasa corporal; pero cuando este tejido adiposo se incrementa de una manera exponencial, hasta el punto de poner en riesgo la salud, se dice que se padece de obesidad.

Todo esto puede causar elevación de la concentración de grasa y azúcar en la sangre, o sea, Colesterol malo, diabetes y presión arterial alta. Situaciones que aumentan el riesgo de sufrir enfermedades arteriales coronarias. La obesidad, también eleva las probabilidades de que se presenten otros factores de riesgo cardiovasculares, en especial la hipertensión; también está asociado a algunos tipos de cáncer.

OBJETIVOS

OBJETIVOS GENERALES

Demostrar la aplicación en forma combinada, de las terapias de Acupuntura y Biomagnetismo en el tratamiento efectivo de la obesidad.

OBJETIVOS ESPECÍFICOS

- Definir qué es la obesidad, desde el punto de vista de la Medicina Alopática, Medicina Tradicional China y del Biomagnetismo.

- Describir cada una de las terapias a usar, dentro de los tratamientos combinados para la obesidad, las cuales serán: Acupuntura, Moxibustión, Auriculoterapia y Biomagnetismo.

- Describir cómo afronta la Medicina Tradicional China y el Biomagnetismo la Obesidad.

- Analizar tres casos clínicos de pacientes con obesidad, donde a uno se le aplicó tratamiento con Acupuntura; al segundo, tratamiento con Biomagnetismo y al tercer paciente, la combinación de ambas técnicas; sumándole a los tres casos la aplicación de Aurículo y Moxibustión.

CAPITULO II: MARCO TEÓRICO

ANTECEDENTES.

A lo largo de la investigación, se pudo evidenciar las innumerables referencias bibliográficas de tratamientos para la obesidad con Acupuntura y con Biomagnetismo; pero en cambio, no se encontró ninguna referencia donde se indique la combinación de ambas técnicas.

Aunque, durante la práctica de la clínica diaria, se constató la evidencia de la efectividad y compatibilidad que se logra, cuando se combina la aplicación de las terapias antes mencionadas.

BASES TEÓRICAS

ACUPUNTURA Y MOXIBUSTIÓN

La Acupuntura y la Moxibustión constituyen una parte importante de la Medicina Tradicional China y cuentan con el mismo propósito de curar y prevenir enfermedades; la primera mediante la inserción de agujas en puntos específicos del cuerpo humano, situados en unos canales no visibles llamados meridianos, que se encuentran interconectados con órganos y vísceras (Ilustración 1); y la segunda por medio de la aplicación de calor a través de la moxa ardiente, sobre ciertos puntos o regiones del cuerpo (Ilustración 2). Ambas tienen una eficacia amplia y evidente; y su aplicación requiere de equipos simples, es por estas razones, que goza de gran popularidad en China desde hace miles de año, y en la actualidad, otros países también las están incluyendo, cada vez más, en terapias para mejorar la salud de los individuos.

La formación y el desarrollo de estas técnicas cuentan con un largo proceso histórico. Ellas condensan, las experiencias obtenidas por los seres humanos durante centurias, en su lucha contra las enfermedades.

Ya, en la edad de piedra se usaba el *Bian* o agujas de piedras con propósitos curativos. Esto constituye la base más rudimentaria de la Acupuntura. Cuando la humanidad entró en la Edad de Bronce y en la Edad de Hierro, se empezó a usar agujas metálicas. A medida que evolucionó la técnica de producción de los instrumentos de punción, también mejoró la creación de condiciones para un mayor desarrollo de la Acupuntura. Es por casi todos sabido que, la Acupuntura, tiene mucho menos efectos secundarios, que la mayoría de los medicamentos occidentales.

La Moxibustión, tuvo su origen después que el fuego entró en la vida de la humanidad. Es muy probable, que cuando los seres humanos calentaban sus cuerpos junto al fuego, descubrieran accidentalmente, alivio o desaparición de ciertos dolores o enfermedades al ser sometidos al calor determinadas zonas de la piel.

La Moxa fue elegida más tarde como material principal, por su naturaleza de fácil encender, su poder calorífico y su efectividad en la remoción de obstrucciones de canales y colaterales. Su materia prima, son las hojas secas de la planta Artemisa (artemisa vulgaris), molidas hasta obtener un polvo fino y suave, el cual, al ser encendido alcanza una temperatura de 400ºC, produciendo una frecuencia de 4/14 micras[1] infrarroja de corta longitud de onda, lo cual permite que el calor penetre muy fácilmente al organismo.

Los conocimientos de la MTCh, incluyen principalmente las teorías del *Yin–Yang*, los cinco elementos, *Zang–Fu* (órganos–vísceras), los *Jing – Luo, Qi* (energía), *Xue*[2] (sangre) y *Jin – Ye* (líquidos corporales).

La Acupuntura y la Moxibustión constituyen solo una parte importante de la MTCh. habiendo basado su desarrollo en los principios de ésta. En este sentido, es necesario dar una breve descripción de dichos conocimientos básicos.

Ilustración 1

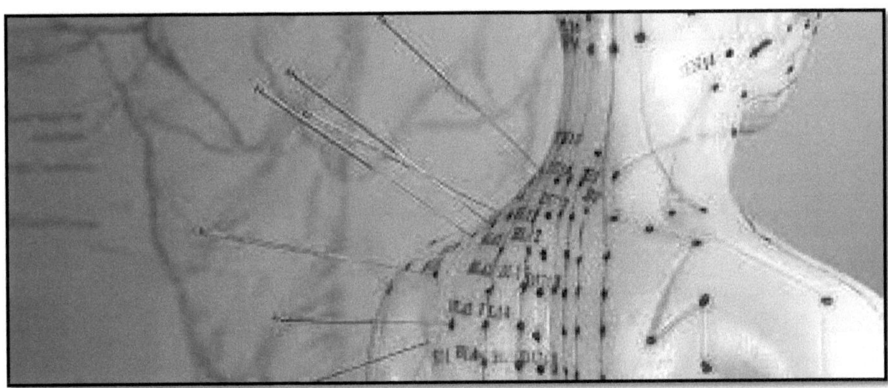

---

[1] Micra, micrómetro o micrón es una unidad de longitud equivalente a una milésima parte de un milímetro.
[2] *Yin-yang, zang-fu, qi* y *xue* son transcripciones fonéticas de los caracteres chinos.

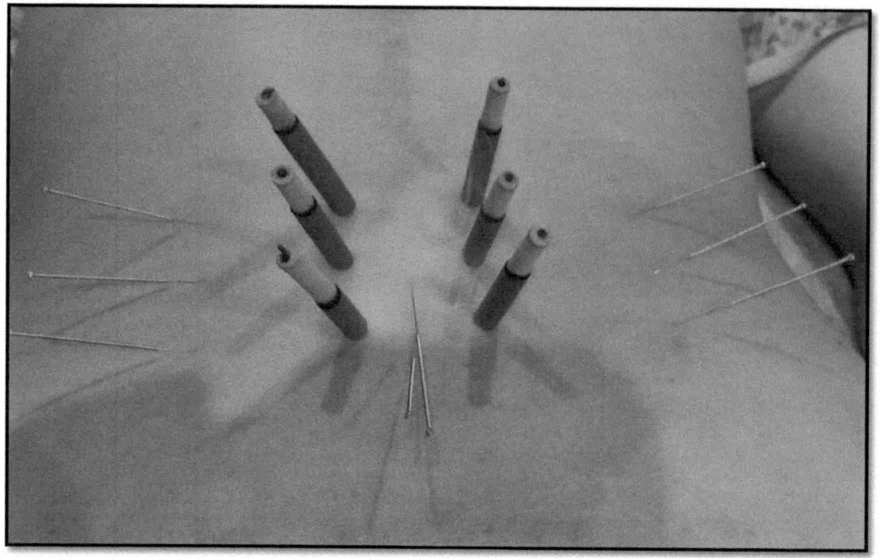

YIN – YANG Y LOS CINCO ELEMENTOS.

Las teorías del *yin – yang* y de los cinco elementos son dos puntos de vista *naturales* que datan de la antigua China. Estos reflejan una dialéctica simple y han desempeñado un papel activo en el desarrollo de las ciencias naturales.

YIN – YANG

Esta teoría sostiene que, todo fenómeno o cosa en el universo conlleva dos aspectos opuestos: *yin y yang*, los cuales se hallan a la vez en contradicción y en interdependencia. La relación entre *yin* y *yang* es la ley universal del mundo material, principio y razón de la existencia de millones de cosas y causa primera de la aparición y desaparición de toda cosa.

La teoría del *yin – yang* se compone principalmente de los principios de oposición, interdependencia, crecimiento y decrecimiento; y transformación del *yin* en *yang* y viceversa. Estas relaciones son ampliamente usadas en la MTCh para explicar la filosofía y patologías del cuerpo humano, y sirven de guía para el diagnóstico y tratamiento en el trabajo clínico.

LOS CINCO ELEMENTOS

La teoría de los cinco elementos sostiene que la madera, fuego, tierra, metal y agua son los elementos básicos que constituyen el mundo material. Esto se explica principalmente en la relación de generación, dominancia, exceso de dominancia y contra-dominancia entre ellos, lo cual determina su estado de constante cambio y movimiento. La MTCh usa esta teoría para clasificar los órganos y vísceras, las emociones humanas, e interpreta las relaciones entre la fisiopatología del cuerpo y el medio ambiente, aplicando las clasificaciones de generación y dominancia de los cinco elementos, para constituir una guía práctica médica.

El ser humano y la naturaleza siempre están en constante relación, es por esto que los cambios en el medio ambiente y las condiciones geográficas influyen considerablemente en sus actividades fisiológicas. En otras palabras, podemos decir que existe una interdependencia entre el ser humano y la naturaleza, y partiendo de esta consideración, la MTCh relaciona lógicamente la fisiología y patologías de los órganos, vísceras y emociones con los factores del medio ambiente, es por eso que similitudes y alegorías son utilizadas para explicarlas. Estos factores son clasificados en cinco categorías, tomando los cinco elementos como base. (Tabla 1 - Tabla 2)

Tabla 1

CUERPO HUMANO							
MOVIMIENTO	ÓRGANO	VÍSCERA	ÓRGANO SENTIDO	SENTIDO	TEJIDO	EMOCIÓN	CICLO VITAL
MADERA	Hígado	Vesícula Biliar	Ojo	Vista	Tendones	Ira	Nacimiento
FUEGO	Corazón	Intestino Delgado	Lengua	Tacto Verbo	Vasos	Alegría	Crecimiento
TIERRA	Bazo Páncreas	Estómago	Boca	Gusto	Músculos	Ansiedad	Madurez
METAL	Pulmón	Intestino Grueso	Nariz	Olfato	Piel	Melancolía	Declive
AGUA	Riñón	Vejiga	Orejas	Oído	Huesos	Miedo	Estasis

Tabla 2

NATURALEZA						
MOVIMIENTO	ESTACIONES	ELEMENTO	DESARROLLO	COLORES	SABORES	ORIENTACIÓN
MADERA	Primavera	Viento	Germinación	Verde	Agrio	Este
FUEGO	Verano	Calor	Maduración	Rojo	Amargo	Sur
TIERRA	Estío	Humedad	Cosecha	Amarillo	Dulce	Centro
METAL	Otoño	Sequedad	Caída	Blanco	Picante	Oeste
AGUA	Invierno	Frio	Degradación	Negro	Salado	Norte

JING – LUO (CANALES Y COLATERALES)

Son unos canales no visibles ni palpables, pero si podemos observar sus manifestaciones, como por ejemplo: el bloqueo, la enfermedad. Su función es transportar el *qi* y *xue*, calentar y nutrir los tejidos, conectar y coordinar los *zang – fu*, haciendo que el cuerpo humano sea una unidad orgánica integral.

Los *jing* (*mei* o *mai*, los meridianos), son canales por donde pasa *qi* (energía) y *xue* (sangre), y podríamos describirlos como los troncos de un árbol recto, amplio y profundo, porque conectan con los órganos que serían las raíces de este árbol. Mientras que los *luo* son más pequeños, superficiales y transversales, son ramas del *jing*. Los *luo* también son puntos, de aquí parten dos ramas: una es la rama transversal, que conecta con el meridiano principal acoplado y la otra es la rama longitudinal, que tiene un recorrido propio que expande el alcance del meridiano principal. Gracias a estas conexiones, cada *zang – fu* tiene un meridiano que estará interconectando y nutriendo, con el *qi* y el *xue*, a todo el cuerpo.

El sistema de canales, está compuesto por doce meridianos principales y ocho extraordinarios, curiosos o maravillosos. Los doce principales junto con el canal *Ren* y el *Du*, pertenecientes a los ocho meridianos extraordinarios, forman "los catorce canales", que es por donde se hallan los puntos de Acupuntura. De los ocho meridianos curiosos, sólo *Ren Mai y Du Mai* tienen puntos propios. Los demás no tienen puntos propios, pero si tienen puntos de cruce, compartidos con los meridianos principales.

El nombre completo de cada uno de los doce canales regulares, está formado por tres partes (Tabla 3):

- **Mano o pie**: el canal termina o empieza en la mano o en el pie.

- *Yin o yang*: si el canal recorre la cara interna es *yin* y en la cara externa es *yang*. Los *yin* se dividen en tres partes al igual que los *yang*. También existe una relación longitudinal que enlaza los meridianos de la misma polaridad en el cuerpo, conectando canales yang del brazo con los *yang* de la pierna y a su vez los *yin* del brazo con los de la pierna. A esta relación es la que conocemos como Plano Energético.

- *Zang o fu*: órgano o víscera a que pertenece el meridiano.

Tabla 3

	UBICACIÓN	YIN O YANG PLANO	ZANG – FU	RECORRIDO
	Mano	TAI YANG Máx. yang	Intestino Delgado	*Inicia* en la mano. *Termina* en la cabeza
	Pie		Vejiga	*Inicia* en la cabeza. *Termina* en el pie.
	Mano	SHAO YANG Yang med.	Triple Recalentador	*Inicia* en la mano. *Termina* en la cabeza
	Pie		Vesícula Biliar	*Inicia* en la cabeza. *Termina* en el pie.
12 MERIDIANOS PRINCIPALES	Mano	YANG MING Min yang	Intestino Grueso	*Inicia* en la mano. *Termina* en la cabeza
	Pie		Estómago	*Inicia* en la cabeza. *Termina* en el pie.
	Mano	TAI YIN Máx. yin	Pulmón	*Inicia* en el tórax. *Termina* a la mano.
	Pie		Bazo – Páncreas	*Inicia* en el pie. *Termina* en el tórax.
	Mano	JUE YIN Yin med.	Maestro de corazón	*Inicia* en el tórax. *Termina* a la mano.
	Pie		Hígado	*Inicia* en el pie. *Termina* en el tórax.
	Mano	SHAO YIN Mín. yin	Corazón	*Inicia* en el tórax. *Termina* a la mano.
	Pie		Riñón	*Inicia* en el pie. *Termina* en el tórax.

Qi Jing Ba Mai (Los ocho Meridianos Extraordinarios, Curiosos o Maravillosos) son: *Du Mai, Ren Mai, Chong Mai, Dai Mai, Yanquiao Mai, Yinqioao Mai, Yangwei Mai y Yinwei Mai*. Estos no pertenecen ni conectan directamente con los *zang – fu*, y sus trayectorias son diferentes de los meridianos principales; sólo *Ren Mai y Du Mai* tienen puntos propios. Los demás solo poseen puntos de cruce compartidos con los meridianos principales. El nombre de cada uno de los meridianos extraordinarios implica un sentido especial, es decir, tiene significado en su función. (Tabla 4)

Tabla 4

	NOMBRE	SIGNIFICADO	FUNCIÓN	PUNTOS MAESTRO ACTIVACIÓN
8 MERIDIANOS EXTRAORDINARIO	CHONG MAI	"vital" Vaso estratégico Mar de mares	Es el canal vital que comunica a todos los demás meridianos.	4Bp
	REN MAI	"encargado de" Vaso concepción. Mar de los órganos	Mar de los meridianos yin. Responsable de todos los meridianos yin	7P
	DU MAI	"gobernar a" Vaso Gobernador. Mar de las vísceras	Mar de los Meridianos yang. Gobierna todos los meridianos yang.	3ID
	DAI MAI	Vaso cintura. Mar del equilibrio	Es el que ata a todos los meridianos. Es el único meridiano que circula horizontal.	41VB
	YINQIAO MAI	"frio – talón" Mar del frio	Bajar el frio de la cabeza a los talones	6R
	YANGQIAO MAI	"calor – talón" Mar del calor	Subir el calor de talones a cabeza	62V
	YINWEI MAI	"interno defensivo" Mar de los meridianos distintos	Estimula la capacidad inmuno defensiva endógena.	6MC
	YANGWEI MAI	"externo defensivo" Mar de los meridianos tendinomusculares.	Estimula la capacidad inmuno defensiva exógena	5TR

QI (ENERGÍA), JIN YE (LÍQUIDOS CORPORALES), XUE (SANGRE) Y FLEMAS

Qi, xue y jin ye son las substancias fundamentales del cuerpo humano en el mantenimiento de las actividades corporales normales. La presencia y acción de éstas se reflejan en las funciones de los órganos, vísceras y demás tejidos.

QI (ENERGÍA)

Tiene relación con los procesos fisiológicos, patológicos y con el tratamiento clínico. La palabra *qi,* tiene el sentido más de función que de materia, pero en el caso del *qi* puro, *qi* turbio o el *qi* de las substancias nutritivas tienen un carácter de materia, mientras que el *qi* de los órganos, vísceras y meridianos, es de un carácter funcional.

La calificación del qi en el cuerpo humano varía según su origen, distribución y función, y podemos dividirlas en dos grandes grupos, que son: Las del cielo anterior, congénitas que son: *Yuan* (especie) y *Zhong* (raza); y las Los del cielo posterior, adquiridas: *Rong* (alimentos) y *Wei* (defensiva)

* Energías del cielo anterior, son las que posee el ser humano antes de su nacimiento

  * Energía Yuan: determina la especie, En el ser humano se denomina Thân, es el tipo específico de energía. Produce las reacciones bioquímicas que le permiten desarrollar el intelecto, la comunicación oral y la conciencia de la existencia.

- Energía Zhong: Es la energía congénita, determina la raza, lo heredado de nuestros antepasados.

* Energías del cielo posterior, son las adquiridas por medio de la respiración y de los alimentos.

  - Energía Rong: también conocida como energía adquirida. Es la obtenida de los alimentos. Es la que circula y se distribuye por los meridianos principales y llegan a los órganos y vísceras para nutrirlos.

  - Energía Wei: su función es netamente defensiva y por ello tiene que manifestarse hacia el exterior de una manera continua. Circula por fuera de los vasos sanguíneos, se distribuye por la piel y músculos para calentarlos y nutrirlos; regula el cierre y la apertura de los poros de la piel, con el fin de proteger al cuerpo de la invasión de los factores patógenos externos.

JIN – YE (LÍQUIDOS CORPORALES)

Los alimentos, especialmente los líquidos, al ser absorbidos son transformados en líquidos corporales, los cuales se distribuyen en la sangre, órganos y en el resto del organismo. Los líquidos se dividen en dos clases (Tabla 5):

* Jin: son los de mayor fluidez, transparencia y poco densos.

* Ye: son los líquidos espesos y de menor fluidez que están relacionados con los cinco órganos.

ÓRGANO	HUMOR (JIN)	YE
Hígado	Lagrimas (Lei)	Mantiene lubricados los ojos.
Corazón	Sudor (Han)	Plasma *(Xue Jiang)*.
Maestro de Corazón	N/A	Linfa *(Linba)*.
Bazo Páncreas	**Saliva (Touye)**	**Insulina y los jugos espleno pancreáticos** *(Yi Dao Sul)*.
Pulmón	Liquido claro nasal (Biti)	Mucus (Surfactante Pulmonar) *(Nongbiti)*.
Riñón	Liquido auditivo *(Nei Reshi Zhong)*	Semen *(Jingye)*.
Vísceras	N/A	Diversas secreciones que elaboran sus paredes internas.

XUE (SANGRE)

Después que los alimentos son digeridos y absorbidos por parte del estómago y bazo-páncreas, esta esencia pasará al Corazón y Pulmón, luego mediante la acción de transformación se convertirá en sangre. El riñón almacena el jing (esencia) y de éste se genera la médula, que a su vez también genera sangre. El qi de riñón, al promover la función del bazo, pulmón y del corazón, estimula la formación de sangre. En conclusión, el qi nutritivo, los líquidos y el jing del riñón constituyen la base de la sangre, y ésta, circula a través de los vasos sanguíneos, nutriendo todo el cuerpo y promoviendo la actividad funcional de los órganos y tejidos.

La energía y la sangre tienen una estrecha relación, ya que ambas dependen una de la otra, es decir, la formación y circulación del xue es gracias al qi; mientras que la formación y distribución del qi está relacionada con el xue. Clínicamente una deficiencia de qi conduce a una de xue y viceversa; y el estancamiento de qi conduce a la estasis de xue y a la inversa.

FLEMA (TAN)

Es el nombre que recibe toda substancia procedente de la mala metabolización de los alimentos a través del proceso digestivo.

El desorden funcional del bazo-páncreas, pulmón y riñón puede causar el desorden del metabolismo de los líquidos y la distribución anormal de los líquidos corporales, parte de los cuales se transforman en flema. El tan, puede hallarse en diferentes partes del cuerpo, de lo que resultan los diferentes síndromes.

* Flema – humedad que afecta los pulmones

* Flema que obstruye el corazón y los vasos sanguíneos.

* La flema que bloquea los meridianos principales y colaterales.

* Y por último, la que nos atañe en nuestra investigación, la **flema depositada en el tejido subcutáneo**: es la causa de la obesidad, quistes o nódulos.

AURÍCULOTERAPIA

La Auriculoterapia es un vocablo que proviene del griego "terapia", que significa curar y del latín "aurícula", que quiere decir oreja.

Es un microsistema de acupuntura, que consiste en la estimulación de puntos específicos del pabellón de la oreja. Allí está representado el cuerpo humano, con la forma de un feto en posición cefálica dentro del útero (Ilustración 3). En la oreja están reflejados los puntos para cada órgano, víscera o región del cuerpo; que sólo es perceptible cuando se tiene un desequilibrio energético, pudiendo detectarse en la oreja los puntos alterados. Por éste hecho, es utilizado como método de diagnóstico. Por otro lado, una vez detectados los puntos, se puede proceder a su estímulo con agujas, semillas o bolitas metálicas y de este modo volver a equilibrar el organismo.

Ilustración 3

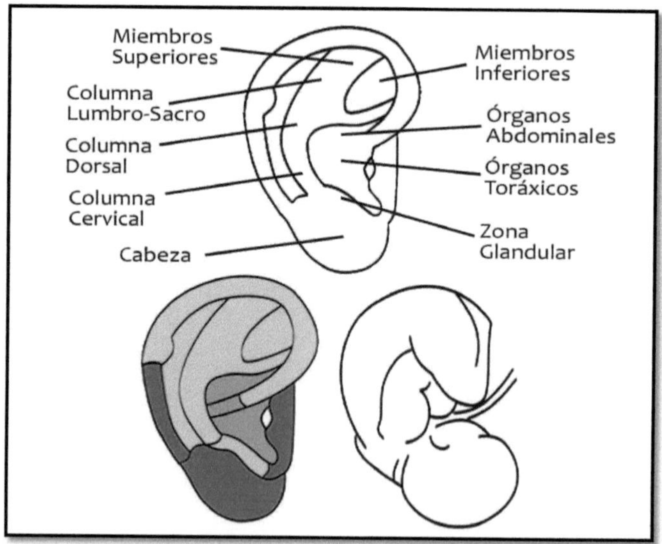

BIOMAGNETISMO.

El Biomagnetismo fue descubierto por el médico mexicano **Isaac Goiz Duran**, concretamente el 10 de octubre 1988.

Es una terapia holística–científica, que se realiza a través de la colocación de imanes en lugares específicos del cuerpo, que no tienen nada que ver con meridianos, ni con puntos de acupuntura, pero si con la ubicación anatómica de órganos, vísceras y glándulas.

En cuanto a la colocación de imanes, se debe aclarar que, en la mayoría de los casos se coloca un mínimo de 2 imanes de polaridad contraria, es decir, un imán por el polo positivo y el otro por el negativo (Ilustración 4). Cada uno será puesto en el punto exacto donde debe ir, y con la carga magnética mínima adecuada de 1000 Gauss[3].

Ilustración 4

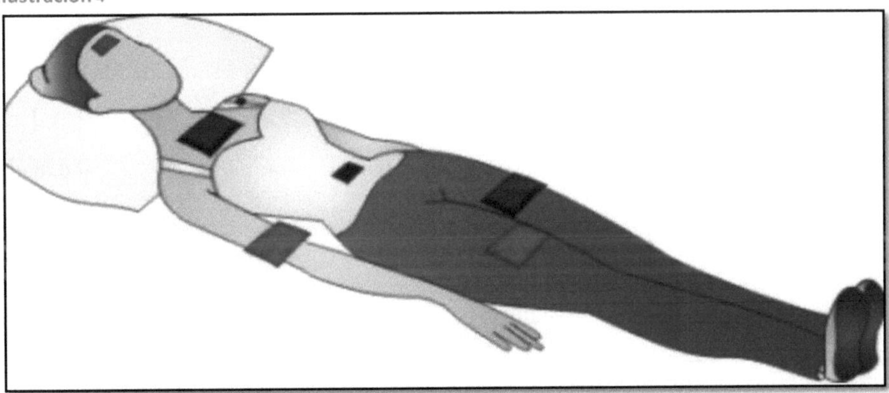

---

[3] Unidad de medida, que se usa para saber la densidad del flujo magnético, el cual es la cantidad de magnetismo que ejerce el imán.

Esta terapia, a través del rastreo con la técnica de la Kinesiología, detecta y permite la corrección de los desequilibrios del pH[4] en el organismo. Se considera que estas alteraciones del pH puedan acumularse y combinarse para permitir el desarrollo de síntomas, síndromes y otras afecciones de la salud.

Al restablecer el equilibrio del pH natural del organismo, diferentes y renovadas defensas naturales pueden mantener bajo control a microorganismos, tales como: virus, bacterias, parásitos y hongos.

El Biomagnetismo es una técnica indolora, sin efectos secundarios y sin contraindicaciones, salvo en algunas excepciones, las cuales son:

- **Marcapasos.** Los imanes pueden alterar su funcionamiento, incluso hacer que dejen de funcionar.

- **Embarazos**. Evitar la zona del vientre o zonas cercanas a ésta; sobre todo durante los tres (03) primeros meses de gestación.

- **Quimioterapia – Radioterapia**. Debido a que esta última, pudiera llegar a impregnar las células más de lo debido, se debe esperar de 6 meses a 1 año, para realizar terapia con imanes. En todo estado degenerativo (llámese a estos estados: oxidados), todo cambio de pH, generará un proceso de congestión energética, por

---

[4] El pH es una unidad de medida que indica la concentración de iones de hidrógeno. Más específicamente, el pH sirve para establecer el nivel de acidez o alcalinidad de una substancia. La sigla significa potencial de hidrógeno o potencial de hidrogeniones. Cuando el pH es Ácido, quiere decir que posee una alta cantidad de iones de hidrógeno. Pero cuando el pH es Alcalino, significa que no cuenta con estas concentraciones de iones de hidrógeno. La escala del pH va desde 0 a 14. El punto medio del pH es 7, aquí hay un equilibrio entre la acidez y alcalinidad. El pH de una persona sana es de 7.35, ligeramente Alcalino.

lo que no es posible hacer ni el diagnóstico, ni el rastreo de la enfermedad. El uso de imanes en los pacientes que se realizan quimioterapia, solo es permitido con una terapia antioxidante previa, ya que esto evita una congestión energética.

Antioxidantes propuestos:

- Ácido Alfa Lipóico, 600 mg diario.

- Vitamina C, 1 g diario.

- Vitamina E, 400 UI diario.

- Selenio, 100 mcg diario.

IMANES

Es un cuerpo con un magnetismo significativo. Los imanes pueden ser naturales o artificiales, o bien, permanentes o temporales. Los más usados en esta técnica son los imanes de ferritas[5] y los de neodimio[6].

En Biomagnetismo, para diferenciar los polos de los imanes, se estableció el color rojo para el positivo o polo sur (se le puede encontrar con este otro nombre en algunos textos) y el negro o polo norte para el negativo (Ilustración 5). El polo negativo, al colocarlo en contacto con el cuerpo, cederá electrones que generan alcalinidad y el positivo, cede protones que generan acidez.

---

[5] Imán natural permanente. Sus componentes son: Ferrita de Bario en polvo y Ferrita de Estroncio.
[6] Imán artificial permanente, Fue desarrollado en 1982 por General Motors. Está compuesto de: el Neodimio, el Hierro y el Boro.

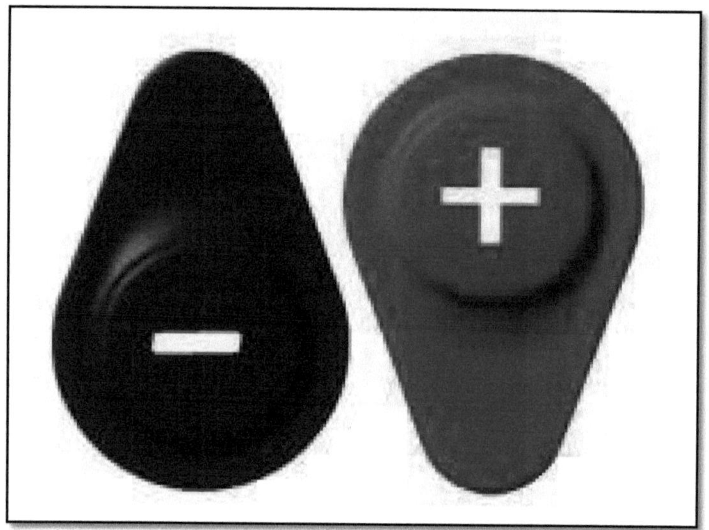

PAR BIOMAGNÉTICO:

A esto se denominará la relación que existe entre dos puntos, dónde en uno de ellos siempre habrá acidificación y lo llamaremos punto; allí se colocará el polo negativo del imán, que como vimos anteriormente genera alcalinidad. En el otro habrá alcalinización y lo llamaremos resonancia, colocando en ese punto el polo positivo para generar acidez. Basta situar el polo positivo del imán, en el **par positivo** y el polo negativo, en el **par negativo**. Ello crea una corriente magnética, que empuja las cargas positivas o ácidas contra las negativas o alcalinas, hasta neutralizar ambas cargas, lo que igualmente neutraliza el pH.

Esto se refiere a una disciplina terapéutica que utiliza el test muscular como sistema de feedback, de modo que se pueda obtener la información almacenada en el subconsciente.

Técnica desarrollada por Raphael Van Assche, fisioterapeuta y osteópata austríaco. La misma integra un sistema fácil de trabajo, con la respuesta de la musculatura afásica[7].

En este sistema, la respuesta a un stress, la cual será producida a través de una pregunta, se traduce en el aparente acortamiento de una de las cadenas musculares, pudiéndose reflejar en los brazos, piernas o dedos.

Este "diálogo", entre el cuerpo y la mente subconsciente, se basa en torno a dos posibles respuestas: **sí o no**. Interpretaremos el sí, con el acortamiento muscular de uno de los miembros y el no, cuando no existe ninguna respuesta muscular.

Aunque hay tantos test musculares como músculos que componen nuestro cuerpo, los más empleados son: el auto test realizado con los dedos de las manos (Ilustración 6); y los test de los brazos (Ilustración 7) y los de las piernas (Ilustración 8).

Pareciese complejo, pero no lo es. De hecho, es muy sencillo, ya que el cuerpo está siempre en coherencia con la mente subconsciente. ¡No le es posible engañar o mentir! Es por ello, que estos test resultan tan confiables. ¡No se pueden manipular!

---

[7] Son músculos con menos tono de base y su función principal es la de generar movimiento en las articulaciones a través de su contracción dinámica. Suelen situarse en las extremidades. No presentan problemas de acortamiento previo, ya que solo están contraídos cuando son solicitados de manera activa.

Ilustración 6

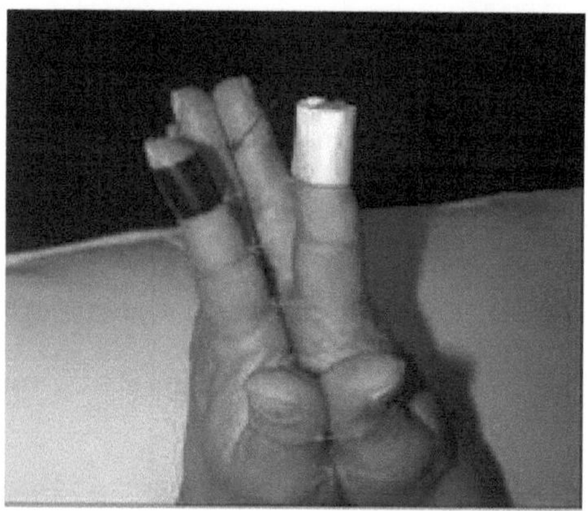

Ilustración 7

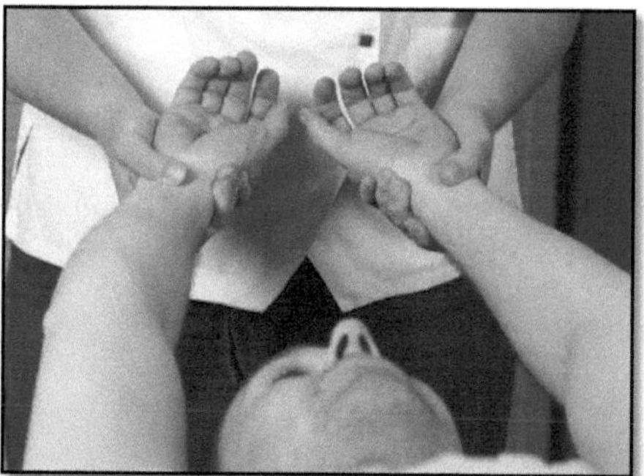

Ilustración 8

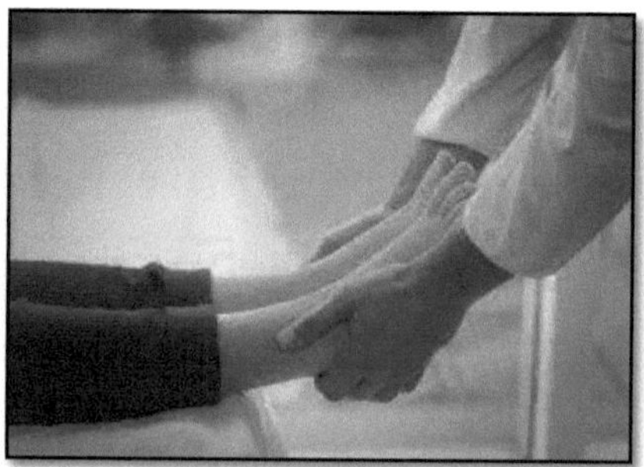

OBESIDAD SEGÚN LA MEDICINA ALOPÁTICA

De acuerdo a la Organización Mundial de la Salud (OMS), la obesidad es una enfermedad crónica, caracterizada por la acumulación excesiva de grasa o tejido adiposo en el cuerpo. Tanto la obesidad como el sobre peso, son el quinto factor de riesgo de muerte en el mundo, gracias a todas las enfermedades asociadas a esta patología.

La obesidad es un fenómeno multicausal, por lo tanto, obedece a múltiples factores: Los de origen genético y endocrino, que suponen el 30% de los casos; y los de origen ambiental, que representan el 70%.

Estos últimos, son producto de la ingesta excesiva de alimentos hipercalóricos[8] malos, con un elevado porcentaje de grasas saturadas[9] y grasas trans[10]; además de un estilo de vida sedentario.

Oficialmente, la Organización Mundial de la Salud (OMS) define como Obesidad, a aquellos casos que se originan, cuando el índice de masa corporal (IMC) es igual o supera los 30 kg/m^2 (Tabla 6) (Ilustración 9). También es considerado un indicio de obesidad, cuando la medida del diámetro abdominal, es de:

Hombres ≥ 102 cm. / Mujeres ≥ 88 cm.

---

[8] Que contienen o proporcionan un número alto de calorías. **Calorías:** Unidad de medida del contenido energético de los alimentos.

[9] Son grasas de origen animal y no presentan doble enlace. Son sólidas a temperatura ambiente. Su ingesta en exceso incrementa los niveles de Colesterol LDL "Colesterol malo".

[10] Son ácidos grasos insaturados que se forman de manera industrial, al convertir el aceite líquido en grasa sólida. Proceso llamado Hidrogenación.

El índice de masa corporal (IMC), es un indicador que se obtiene al dividir el peso corporal, en kilogramos (Kg) entre la altura de la persona al cuadrado, metros al cuadrado (m^2).

$$IMC = Peso\ (Kg)\ /\ Altura\ al\ cuadrado\ (m^2)$$

$$IMC = Kg\ /\ m^2$$

Tabla 6

TABLA DE ÍNDICE DE MASA CORPORAL (IMC)		
CLASIFICACIÓN OBESIDAD	**IMC Kg/m^2**	**RIESGO**
Peso Insuficiente	≤ 18.5	Delgadez severa a riesgosa
Peso normal	18.6 – 24.9	Peso Saludable
Sobrepeso	25 – 29.9	Aumentado
Obesidad Grado I	30 – 34.9	Moderado
Obesidad Grado II	35 – 39.9	Grave
Obesidad Grado III	40 – 49.9	Mórbida
Obesidad Grado IV	≥ 50	Extrema Mórbida

Ilustración 9

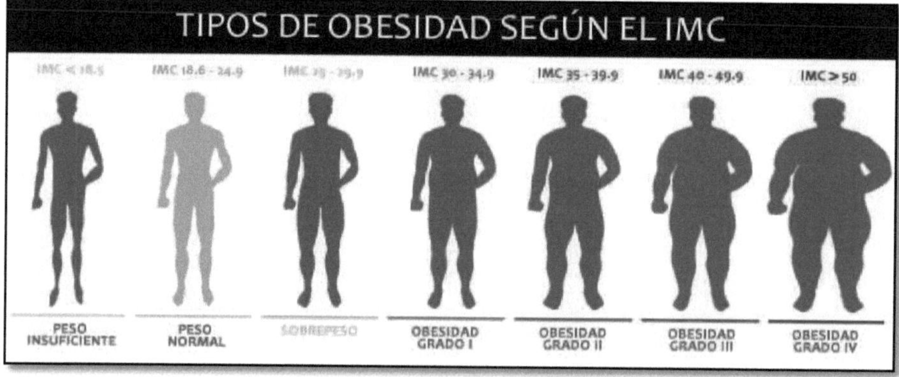

**TIPOS DE OBESIDAD**

<u>TIPOS DE OBESIDAD SEGÚN LA CAUSA</u>

Según la fuente causante, éstos pueden ser:

- **Obesidad Genética:** Tiene predisposición genética a ser obeso.

- **Obesidad dietética:** Caracterizado por la ingesta de alimentos de alto valor calórico y por llevar un estilo de vida sedentario.

- **Obesidad por desajuste:** Cuando se produce un desajuste en el mecanismo de saciedad, la persona nunca se encuentra satisfecha al comer y siempre siente la necesidad de continuar ingiriendo alimentos.

- **Obesidad por defecto termogénico:** Sucede cuando el organismo no quema las calorías de forma eficiente, también conocido como Obesidad por Metabolismo Lento. Es un tipo muy frecuente de Obesidad.

- **Obesidad nerviosa:** La produce el Sistema Nervioso Central cuando altera los mecanismos de saciedad. La padecen aquellas personas que sufren problemas psicológicos, como: ansiedad, estrés, etc.

- **Obesidad por enfermedades endocrinas:** Provocada por enfermedades de tipo hormonal, por ejemplo: Hipotiroidismo[11] o el Hipercortisolismo[12].

- **Obesidad por medicamentos:** Algunos medicamentos pueden producir acumulación de grasa. Ocurre con algunos tipos de antidepresivos[13] y corticoides[14].

---

[11] Afección en la que la glándula tiroides no produce suficiente hormona tiroidea.
[12] Afección que se produce debido a la exposición a altos niveles de cortisol durante un tiempo prolongado.
[13] Medicamento que combate la depresión psíquica.

- **Obesidad cromosómica:** Se asocia a aquellos individuos que padecen Síndrome de Down[15] o de Turner[16].

- **Obesidad por menopausia:** Produce cambios en la distribución de la grasa corporal y la oxidación del tejido adiposo. El aumento en la grasa abdominal y visceral de la postmenopausia, se acompaña con el aumento de la capacidad antioxidante a causa del cambio hormonal, mientras que la edad no tiene influencia.

<u>TIPOS DE OBESIDAD SEGÚN LA DISTRIBUCIÓN DE LA GRASA CORPORAL.</u> (Ilustración 10)

- **Obesidad de distribución homogénea:** El exceso de grasa no predomina en ninguna zona del cuerpo.

- **Obesidad ginoide o periférica (forma de pera):** La grasa se localiza básicamente en la zona de las caderas y muslos. Este tipo de distribución se relaciona principalmente con problemas de retorno venoso en las extremidades inferiores (varices) y con artrosis de rodilla. Las mujeres son más propensas a padecer de este tipo de obesidad.

- **Obesidad androide, central o abdominal (forma de manzana):** El exceso de grasa se ubica en la zona de la cara, tórax y abdomen. Se asocia a un mayor riesgo de Dislipemia[17], Diabetes[18], enfermedades Cardiovasculares y de

---

[14]. Cada una de las hormonas esteroideas producidas por la corteza de las glándulas suprarrenales, que pueden sintetizarse artificialmente y tienen aplicaciones terapéutica, principalmente como antiinflamatorios.

[15] Trastorno genético de los cromosomas del par 21 que provoca retraso intelectual y del desarrollo.

[16] Trastorno cromosómico en el que una mujer nace con un solo cromosoma X.

[17] Niveles excesivamente elevados de colesterol o grasas (lípidos) en la sangre.

mortalidad. Este tipo de obesidad es más habitual en hombres, que en

mujeres.

Ilustración 10

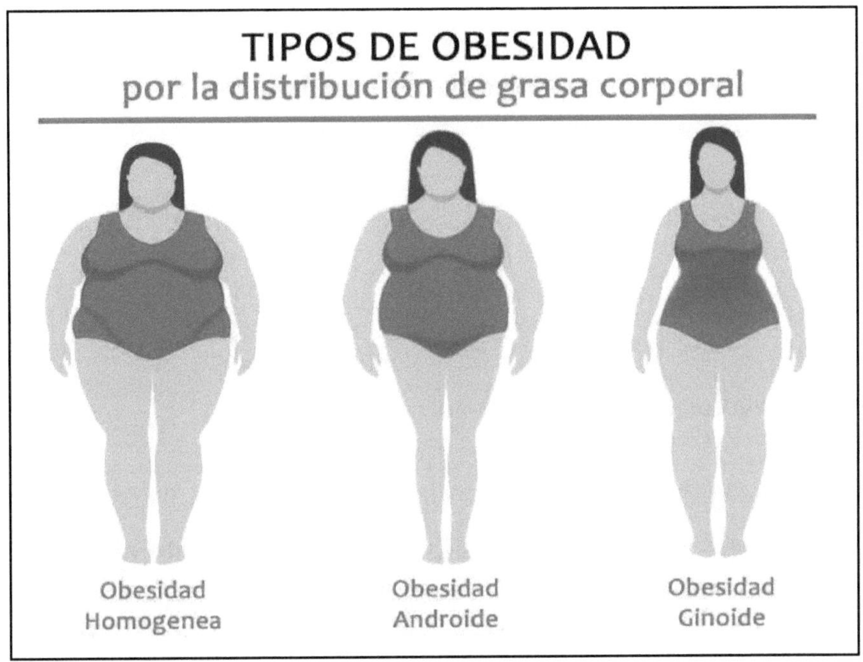

---

[18] Un grupo de enfermedades que tiene como resultado un exceso de azúcar en la sangre (glucosa sanguínea elevada).

OBESIDAD SEGÚN LA MEDICINA TRADICIONAL CHINA.

La obesidad es una condición patológica crónica, o sea, se desarrolla de una forma lenta y progresiva, dependiendo de muchos factores. Básicamente podemos decir que es una acumulación de grasa o una hipertrofia general del tejido adiposo, la cual consiste en una sintomatología de exceso y un fondo de insuficiencia. Se puede decir que el exceso proviene de una plenitud del Calentador medio, con una acumulación de calor-humedad en Estómago, Intestino Grueso e Hígado; y la insuficiencia es principalmente del Qi de Bazo–Páncreas.

ZANG - FU INVOLUCRADOS EN LA OBESIDAD.

Como mencionamos anteriormente los *Zang – Fu* (órgano y víscera) que están relacionados en la obesidad son: Bp, E, IG e H; y para poder entender su implicación dentro de esta patología, debemos hacer una breve reseña de sus funciones bioenergéticas.

TRIPLE RECALENTADOR (SANJIAO)

Es una víscera que no posee estructura física, sino que es una generalización de las diferentes funciones de los órganos y vísceras, de acuerdo a la ubicación de éstos en el organismo.

El Sanjiao se divide en tres partes:

1. <u>El calentador superior (tórax)</u>: Es donde se reúne la función del transporte del *Qi* (energía) y *Xue* (sangre) para nutrir todo el cuerpo por medio del C y P.

2. **El Calentador Medio (región epigástrica)**: Que es la que en estos momentos nos ocupa; es una generalización de las funciones de digestión y absorción de Bp y E. Explicando de una manera simple, el TR medio, como se puede leer en el libro *Fundamentos de la acupuntura y Moxibustión de china*[19]:

> "el Jiao medio es como empapar las cosas con agua
> para causar su descomposición y disolución"

3. <u>Calentador inferior (abdomen inferior)</u>: Reunión de las funciones de regularización del metabolismo del agua por parte del R, en V el almacenamiento y excreción de la orina. También regula el metabolismo de los alimentos parcialmente digeridos, que llegan a ID, y el almacenamiento y evacuación de las heces, por medio del IG.

BAZO – PÁNCREAS y ESTOMAGO.

El Bp controla la transformación y el transporte de nutrientes y el E recibe los alimentos y los fermenta. Ambos se relacionan exterior – interiormente y pertenecen al Calentador medio. Sus funciones son inseparables, de modo que colaboran en la digestión, asimilación y distribución, razón por la cual son la fuente de producción de energía, sangre y de los nutrientes.

---

[19] *Fundamentos de Acupuntura y Moxibustión de China*. Ediciones en lenguas extranjeras, Beijing, 2005. Pág. 22.

Un funcionamiento normal del Bp, es reflejado cuando se tiene buen apetito, digestión, absorción y buena nutrición. Produce humedad endógena y se ve afectado por la humedad exógena.

El Bp también lleva energía a los labios, se refleja en la boca en coordinación funcional para recibir, transformar y transportar los alimentos hacia el E. Cuando esta función es normal, el sentido del gusto es bueno, los labios son rosados y húmedos.

FUNCIONES PSICOAFECTIVAS DEL BP.

El aspecto psíquico del Bp es la reflexión, el pensamiento lógico. El exceso de reflexión, las obsesiones, angustias y ansiedades pueden causar disfunciones de Bp y E en sus funciones de transporte y digestión, dando síntomas de sensación de hartazgo[20], distención abdominal y Obesidad.

HÍGADO

Las funciones fisiológicas del H son: almacenar sangre, controlar los tendones y ligamentos; está relacionado con las actividades emocionales, sobre todo con la ira y la ansiedad por control, estas emociones de manera prolongada afectan su función de drenaje y dispersión.

---

[20] Ingestión excesiva de comida o bebida.

La actividad funcional de drenaje y dispersión del H estimula el equilibrio de los Zhang – Fu y la libre circulación de los canales y colaterales, sobre todo el Bp y E. Puede activar la función digestiva y de absorción de éstos órganos. Esta función se produce gracias a la secreción de la bilis por parte del H y el almacenamiento de ésta en la VB; la cual será finalmente excretada por el tracto digestivo.

FUNCIONES PSICOAFECTIVAS DEL H.

El aspecto psíquico del H es el *Hun,* que se traduce como el alma subconsciente. Podría aparejarse con la concepción occidental de alma etérea o espíritu, imaginación. Es la expresión de sentimientos nobles, como: audacia, valentía, magnificencia, creatividad e inventiva. Cuando el Qi de Hígado se estanca o asciende en exceso, las emociones se agitan o deprimen, estas son: la ira, cólera, frustración y resentimiento. El Hígado facilita el equilibrio y la fluidez emocional.

INTESTINO GRUESO

Su función principal es la de recibir los desechos provenientes del ID, absorber los líquidos restantes y transformar esos desechos en materia fecal como producto final del extenso proceso de digestión, para luego excretarlos.

Como sabemos bien, las vísceras no son las encargadas de producir emociones, pero si se pueden ver afectadas por ellas. El IG, al encargarse del tránsito y pasaje, nos brinda la oportunidad de soltar. El cuerpo humano no está hecho para guardar o acumular deshechos. La capacidad de soltar y no vivir en el pasado, está asociada al IG. El desapego como capacidad de movimiento, es la madre de la voluntad y la autoestima.

CAUSAS DE LA OBESIDAD.

Acumulación de calor – humedad – flema en E, IG e H.

Mala alimentación, exceso de alimentos dulces y grasosos, que crean calor y Flema.

Vacío de Qi de Bp.

Tierra débil que no transforma ni transporta bien los nutrientes, generando flema. Problemas emocionales: ansiedad, nerviosismo que trata de aplacar comiendo; estanca el Qi de H.

TIPOS DE OBESIDAD.

Podemos identificar cuatro tipos diferentes (Ilustración 11), aunque algunos tienen características similares; los cuales son:

OBESIDAD YIN o DE BP

- Tejido adiposo suave y distribuido de manera homogénea en el cuerpo.

- Poco apetito, aunque suele comer en exceso por ansiedad, sobretodo dulces y carbohidratos.

- Es una obesidad más común entre las mujeres que en hombres.

- Estreñimiento, heces pastosas.

- Cansancio palidez, sudor al mínimo esfuerzo.

- Lengua hinchada con impronta, saburra gruesa.

- Pulso fino y débil.

OBESIDAD YANG o DE H

- Tejido adiposo duro y de distribución pareja en el cuerpo.

- Apetito voraz y en gran cantidad

- Estreñimiento, con heces duras y secas.

- Distención abdominal, abdomen duro.

- Boca seca, halitosis. Prefieren bebidas frías.

- Sudor profundo al mínimo esfuerzo.

- Nerviosismo, mal carácter, iracundo.

- Orina escasa.

- Lengua roja con saburra amarilla y gruesa.

- Ojos y tez roja.

- Pulso rápido y deslizante.

- Suelen padecerlo más los hombres que las mujeres.

OBESIDAD CENTRAL O TIROIDEA; FORMA DE MANZANA

- Tejido adiposo distribuido en zona de cara, tórax y abdomen. Suelen tener las piernas delgadas en comparación a la parte superior del cuerpo

- Posee muchas características de la obesidad de H.

- Problemas hormonales, Hipotiroidismo.

- Tensión alta, colesterol malo alto.

- Distención abdominal

- Estreñimiento leve, heces secas.

- Lengua roja con saburra gruesa.

- Pulso rápido y deslizante.

- Tejido adiposo distribuido en la zona de caderas y piernas. Celulitis.

- Características asociadas a la obesidad de Bp.

- Problemas ginecológicos: alteraciones de la menstruación, amenorrea, dismenorrea, ovarios poliquísticos.

- Estreñimiento severo, falta de fuerza para pujar.

- Debilidad y frio en piernas y zona lumbar.

- Lengua pálida con saburra fina

- Pulso débil y fino.

Ilustración 11

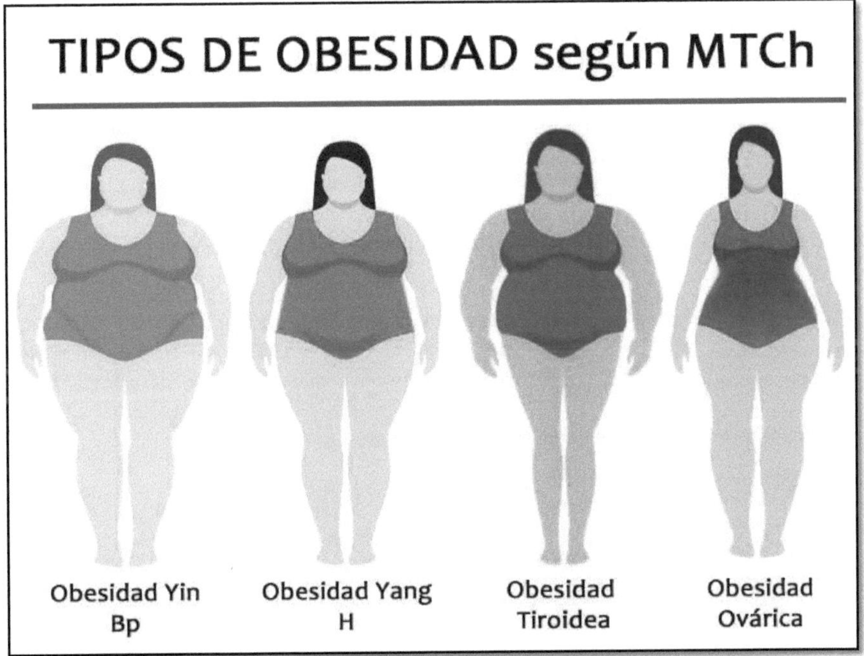

OBESIDAD SEGÚN EL BIOMAGNETISMO

Como hemos descrito en los temas anteriores, o sea, la obesidad según la Medicina Alópata y según la MTCh., sabemos que este padecimiento puede desarrollarse por causas multifactoriales, que derivan en diversas consecuencias.

En este sentido, podemos decir que desde el punto de vista del Biomagnetismo, la obesidad es un síndrome metabólico sumado a un componente de alteración psicológica, que viene a ser, la conjunción de los cambios en la dieta, el sedentarismo y el alto consumo de alimentos procesados industrialmente, ricos en grasas y carbohidratos, los cuales implican la adición de sustancias tóxicas para el organismo, como son: los antioxidantes, colorantes y saborizantes, entre otros.

Los beneficios del Biomagnetismo están caracterizados por el aumento notorio de la corriente del flujo sanguíneo, fortaleciendo así al organismo. De esta manera, mejora el aporte de oxígeno y nutrientes a todas las células del cuerpo, ayudando también en la aceleración de la eliminación de las toxinas, grasas innecesarias y diferentes substancias nocivas para todos los sistemas de nuestro organismo.

Para esta técnica no es tan relevante el tipo de obesidad, sino las causas que motivaron su padecimiento. Los Pares Biomagnéticos, que se utilizan para impactar los trastornos referentes a la obesidad, son los siguientes (Tabla 7):

DESCRIPCIÓN	PUNTO (polo negativo)	RESONANCIA (polo positivo)
ANSIEDAD	Interilíaco	Sacro
ANSIEDAD II	Cola páncreas	Hígado
ANSIEDAD POR CARBOHIDRATOS	Parietal	Colon transverso
ANSIEDAD POR DULCE	Píloro	Riñón izq.
ANSIEDAD POR PARÁSITOS	Glúteo	Glúteo
GANAS DE COMER DE TODO	Boca estómago	Boca estómago
TRASTORNOS – APETITO VORAZ	Cola páncreas	Boca estómago
DESÓRDENES HORMONALES	Tiroides	Tiroides
METABOLISMO LENTO	Píloro	Hígado
ACELERAR METABOLISMO	Hígado	Hígado

Como podemos observar en la *Tabla 7* anterior, cada Par Biomagnético tiene un punto y una resonancia, donde se ubicará cada uno de los polos de los imanes- Por ejemplo, en el Par Biomagnético para la Ansiedad por Carbohidratos, colocaremos el polo negativo del imán sobre el Parietal y el positivo sobre el Colon transverso (Ilustración 12 Ilustración 13. Pero cuando tenemos el caso del Par de Desórdenes Hormonales, los dos polos estarán ubicados sobre el mismo órgano, colocaremos dos imanes juntos, uno por el polo negativo y otro por el positivo sobre la Tiroides (Ilustración 12 Ilustración 13).

Ilustración 12

Ilustración 13

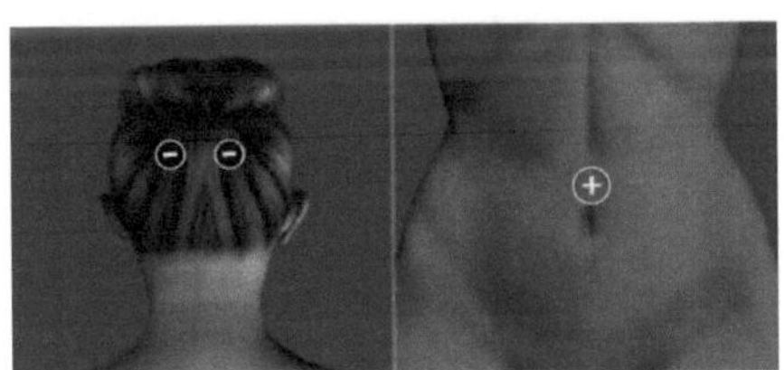

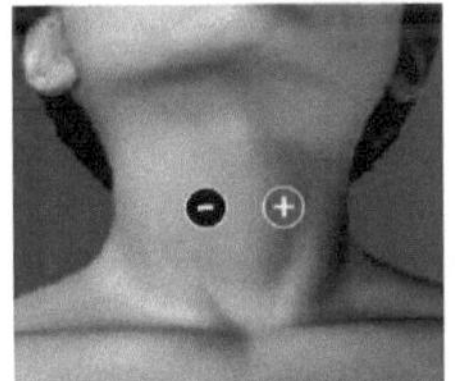

CAPÍTULO III MARCO METODOLÓGICO.

TIPO Y DISEÑO DE LA INVESTIGACIÓN

La investigación para esta tesina fue realizada de forma sistemática, con un objetivo claro, de modo que parte de los aspectos pueden ser comprobados y replicados. Los resultados obtenidos fueron analizados de una manera objetiva, teniendo en cuenta las diversas variables que pudieron afectar el tema a estudiar.

Los tipos de investigación utilizados fueron, Aplicada, Explicativa y Cuantitativa; con el propósito de crear modelos explicativos que determinen las causas y las consecuencias de la Obesidad; y a la vez, lograr las estrategias específicas, en el tratamiento idóneo en personas obesas. A esto se llegó, combinando las terapias de Acupuntura y Biomagnetismo. También fue utilizado el Método Inductivo, ya que a partir de la observación, se pudo obtener conclusiones más o menos verdaderas, sobre los resultados de los tratamientos aplicados a los diferentes pacientes.

Para el diseño de la investigación se aplicó el Método Experimental, donde se pudo observar el grado de las variables implicadas y manipuladas en cada uno de los casos estudiados, los cuales fueron: Tratamiento para paciente solo con terapia de Acupuntura, otro donde solo se le aplicó Biomagnetismo y al último paciente el acoplamiento de ambas terapias. Con respecto a la temporalidad en el diseño, se utilizó la investigación Longitudinal, porque se realizó un seguimiento a los mismos pacientes por un largo periodo concreto.

TÉCNICA E INSTRUMENTOS DE RECOLECCIÓN

La técnica aplicada para esta investigación, se logró a través de una Historia Clínica, la cual es un cuestionario que se le realiza a cada paciente en su primera consulta. En dicha historia se ven reflejados los datos personales y de contacto del paciente, las patologías actuales y anteriores, si se ha realizado alguna cirugía, patología de los padres y/o abuelos, también podemos saber los factores relacionados con los cinco movimientos y están presentes en la historia clínica, los siguientes: los elementos cósmicos (viento, frio, calor, etc.), relaciones fisiológicas (órganos y vísceras afectadas), emocionales – psicoafectivas, algunas telúricas y alimentarias (colores, sabores y olores)

PROCEDIMIENTO METODOLÓGICO

El desarrollo de la investigación para el procesamiento y análisis de datos, se efectuó gracias al Método Inductivo, definido por Mª Estela Raffino (2019) como "el proceso utilizado para poder sacar conclusiones generales partiendo de hechos particulares. Está basado en la observación, el estudio y la experimentación de diversos sucesos para lograr una conclusión que involucre todos los casos."

Tomando lo anterior, se puede describir las distintas operaciones a las que fueron sometidos los datos obtenidos, en los siguientes puntos:

1. <u>Registro de datos</u>: esto se llevó a cabo mediante la recolección de los datos suministrados por los pacientes, realizada a través de las preguntas que aparecen

reflejadas dentro de la historia clínica; así se obtuvo la información de qué tipo de obesidad padecen.

2. <u>Clasificación y elaboración de la teoría de la investigación</u>: partiendo del registro de los datos de los pacientes, podemos catalogar a cada uno de ellos con la terapia idónea para su tipo de obesidad y ordenarlos de la siguiente manera:

   a. Al *"Paciente A"*, se le aplicará tratamiento solo con *Acupuntura*.

   b. Al *"Paciente B"*, solo tratamiento con *Biomagnetismo*.

   c. Al *"Paciente C"*, se le hará tratamiento combinado de *Acupuntura y Biomagnetismo*.

3. <u>Realización del experimento</u>: en este último paso, se demuestra lo planteado para poder verificar nuestra teoría, la cual es, que existe compatibilidad entre la Acupuntura y el Biomagnetismo, porque se logra obtener de forma más o menos rápida, los resultados de los tratamientos y sin el efecto rebote.

CAPITULO IV: PRESENTACION, ANALISIS Y TRATAMIENTO.

A los efectos de lograr el estudio e investigación, se le realizó tratamiento terapéutico por Obesidad a varios pacientes, escogiendo a tres por sus características más relevantes. Éstos fueron identificados como *A, B y C*.

PRESENTACIÓN *PACIENTE "A"*

MUJER   Edad: 57 años.

Profesión: *antes* Docente / *actualmente* Encargada de la parte administrativa servicio de mantenimiento de vehículos automotores.

Motivo consulta: Obesidad / Ansiedad.

Menarquia: 13 años.   Menopausia: 52 años. Nunca sufrió de climaterio (calorones).

Antecedentes familiares: *Madre*: (†) Cáncer en los ovarios

Padre: Problemas renales.

Antecedentes quirúrgicos: Cesáreas (2)

Antecedentes patológicos: Tensión alta (medicada). Acidez estomacal. Estreñimiento. Alérgica a la carne de cochino (alergia cutánea con urticaria).

Alteraciones emocionales-psicoafectivas: Ansiedad por control, rabia, tristeza y miedo.

Observaciones: Viuda. Tiene 2 hijos (22años y 17años). Está al cuidado de su padre (80años). Toma Losartan potásico 100mg (hipertensión)

Peso: 92kg.   Altura: 1.70m.   IMC=27.06Kg/m.^{2}

ANALISIS *PACIENTE "A"*

Cuando se desempeñaba como docente era cuidadosa de su aspecto físico, estaba delgada, vestía bien, se maquillaba, etc. A raíz del fallecimiento de su esposo, se vio obligada a encargarse de la parte del negocio que él tenía en sociedad con sus 2 hermanos. Dicho negocio, es un Servicio de mantenimiento de automóviles (autolavado y cambio de aceite), donde todos los trabajadores son hombres de un nivel cultural bajo. También se convirtió en sostén económico de su familia, dice: "Soy el hombre de la casa". Tiene dos hijos, uno de 22 años universitario y el otro de 17 cursando último año de bachillerato. Su padre está jubilado.

Todo esto incidió en que la paciente dejara de preocuparse por su aspecto físico, porque consideró que si se veía muy femenina, no sería tomada muy en serio por los empleados y sus dos nuevos socios y creyendo que así, se podía mimetizar con el entorno.

La paciente siente preferencia por los alimentos dulces, aunque no sufre de deseos por ellos exclusivamente, sino que cuando le dan ataques de ansiedad, come todo tipo de alimentos. Estas arremetidas por la comida, son más frecuentes cuando no puede controlar cualquier situación. No tiene una alimentación balanceada y además, no realiza ninguna actividad física. Tiene el abdomen distendido. Tejido adiposo duro y distribuido homogéneamente por todo el cuerpo. Sufre de estreñimiento y cuando puede evacuar, sus heces son secas y duras

Carácter iracundo, siempre alterada y nerviosa con pensamientos tristes recurrentes.

Bebe poca cantidad de agua. Sed, sobretodo en horas de la tarde–noche, teniendo preferencia por bebidas frías.

DIAGNÓSTICO *PACIENTE "A"*: <u>OBESIDAD YANG</u>.

Esta paciente padece de ansiedad por cualquier alimento, a la vez que sufre de una forma muy marcada, de trastornos psicoafectivos y emocionales. Por estas razones, se dispuso aplicarle tratamiento solo con *Acupuntura*

TRATAMIENTOS PROPUESTOS *PACIENTE "A"*.

ANSIEDAD YANG: Regulación energética de H. Los puntos expuestos, no fueron colocados todos en una sola sesión. En el cronograma de las terapias se podrá apreciar, cuáles y cuándo se aplicaron.

* **6H (Zhongdu): Xi H.** Desbloquea el meridiano H.
* **18V (Ganshu): Shu H.** En dispersión. ⎤ Para "meter" yin
  14H (Qimen): Mu H. En tonificación. ⎦ y "calmar" el yang
* **2H (Xingjian): Punto Hijo H.** Dispersa exceso de fuego. Inhibe el yang de H.
* ***Plano MC – H***: Mueve la energía. No es conveniente aplicarlo cuando se emplea la técnica de dispersión o tonificación.
    * **2H (Xingjian): Arranque.** Punto fuego.
    * **17RM (Shanzhong): Nudo.**
    * **9MC (Zhongchong): Arrastre.** Punto ting.
* **34VB (Yanglingquan):** Punto tierra del acoplado. La tierra cuida y sostiene.

* **9P (Taiyuan): Punto Madre P.** Tonifica al abuelo – control.

* **1PC (Sishencong):** Los cuatro custodios. Calma, indicados para estados de ansiedad y depresión.

* **3PC (Yintang):** Indicado para patologías del shen de P (tristeza). Calma el shen, relaja y facilita el sueño.

* **Moxa puntos Shen**

    * **44V (Shengtang): Shen C.** Salón del espíritu, conciencia. Armoniza el shen.

    * **47V (Hunmen): Shen H.** Alma del H. drena y armoniza el H.

ANSIEDAD YIN: Regulación energética de Bp. Los puntos expuestos, no fueron colocados todos en una sola sesión, en el cronograma de las terapias se podrá apreciar cuáles y cuándo se aplicaron.

* **8Bp (Diji): Xi Bp.** Desbloquea el meridiano. Mueve y llena la tierra.

* **20V (Pishu): Shu Bp.** En dispersión.
  13H (Zhangmen): Mu Bp. En tonificación. } Para "meter" yin y "calmar" el yang

* **5Bp (Shangqiu): Punto Hijo.** Dispersa el Bp en casos de plenitud.

* **Plano Bp – P:** Mueve la energía. No es conveniente aplicarlo cuando se emplea la técnica de dispersión o tonificación.

    * **2Bp (Dadu): Arranque.** Punto fuego.

    * **12RM (Zhongwan): Nudo.**

    * **11P (Shaoshang): Arrastre.** Punto ting.

* **36E (Zusanli): Punto tierra del acoplado.** Cuida y sostiene.

* **8H (Ququan): Punto Madre H.** Tonifica al abuelo – control.

* **1PC (Sishencong):** Los cuatro custodios. Calma, indicados para estados de ansiedad y depresión.

* **3PC (Yintang):** Indicado para patologías del shen de P (tristeza). Calma el shen, relaja y facilita el sueño.

* **Moxa puntos Shen**
    * **44V (Shengtang): Shen C.** Salón del espíritu, conciencia. Armoniza el shen.
    * **49V (Yishe): Shen Bp.** Morada del pensamiento. Alma del Bp.

REGULACIÓN ENERGÉTICA DE P: Se aplicó para tonificar al abuelo (control) de H, mas por un tema emocional (depresión) que por una patología orgánica.

* **6MC (Neiguan): Vaso regulador.** Punto apertura de Yinwei Mai. Asociado a problemas emocionales y alimenticios. Calma el shen.
* **6P (Zhongzui): Xi P.** Desbloquea el meridiano.
* **13V (Feishu): Shu p.** En tonificación.
* **1P (Zhongfu): Mu P.** En dispersión.

> Para darle fuerza al P, "meter" yang

* **9P (Shangqiu): Punto Madre.** Tonifica P y sus funciones orgánicas y del shen.
* **11IG (Quchi): Punto tierra del acoplado.** Cuida y sostiene.
* **1PC (Sishencong):** Los cuatro custodios. Calma, indicados para estados de ansiedad y depresión.
* **3PC (Yintang):** Indicado para patologías del shen de P (tristeza). Calma el shen, relaja y facilita el sueño.
* **4Bp (Gongsun): Vaso Regulador.** Punto cierre Yinwei Mai.
* **Moxa puntos Shen**
    * **44V (Shengtang): Shen C.** Salón del espíritu, conciencia. Armoniza el shen.
    * **42V (Pohu): Shen P.** Mejora el alma instintiva: trata los miedos.

REGULAR CENTRO Y YANGMING (RCY): Está directamente relacionada con el movimiento tierra, activa la energía del Centro que hace alusión al E, el organismo absorberá mejor los alimentos, se potenciará la energía rong.

* **12RM (Zhongwan): Mu E.** Punto reunión de las vísceras. Trata los problemas de E.
* **36E (Zusanli): Roe E. Mu TR medio.** Punto de acción especial de las vísceras.
* **4IG (Hegu): Yuan IG.**

SEPARAR LO PURO DE LO IMPURO: Esta técnica se emplea cuando el ID y el Bp no realizan su función de separar la fracción "pura de la impura" de todo lo que viene desde el E, sea solido o líquido; absorber lo útil y pasar los deshechos al IG y V.

* **9RM (Shuifen):** metaboliza el agua, transforma los líquidos e induce la diuresis. Está asociado al colon transverso.
* **15Bp (Daheng):** Favorece la función del IG, estimula el movimiento intestinal
* **25E (Tianshu) (Mu IG):** Regulariza el IG. Normaliza la evacuación.
* **6RM (Qihai):** Mueve la energía y desbloquea el TR inferior.

    Nota: Por su ubicación en la zona abdominal, los puntos anteriores están asociados con el colon transverso.

* **3TR (Zhongzu):** Punto tonificación del TR. Ayuda a los tres recalentadores.
* **67V (Zhiyin):** Punto tonificación V. potencia la evacuación de orina.

PURGACIÓN: Laxante

* **6Bp (Sanyinjiao): Cruce de los tres yin del pie (Bp – H – R).** Este punto ayuda al colon, porque: **Bp** disminuye la absorción de ⎤
                    H da movimiento a ⎬ **IG**
                    R humecta a ⎦

BAJAR EL YANG: Por la mala alimentación, el exceso de vapor (calor) sube y calienta demás a P y C y los "yangnifica", para quitar este exceso yang hay que "calmar" a sus acoplados.

* **37E (Shagjiuxu): Roe IG**
* **39E (Xiajuxu): Roe ID**

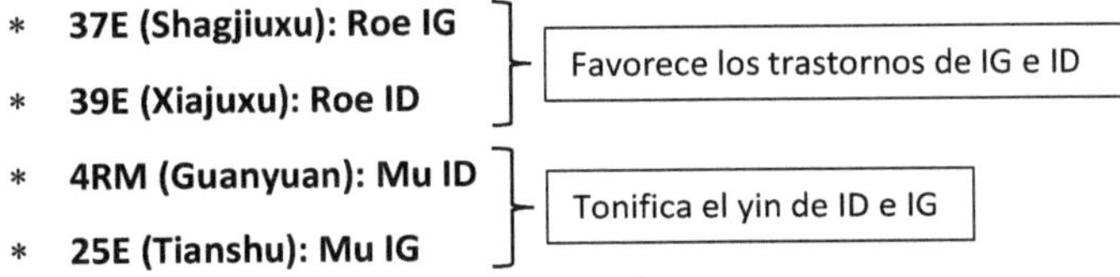

* **4RM (Guanyuan): Mu ID**
* **25E (Tianshu): Mu IG**

METABOLIZAR FLEMAS: *Cupla anti – flema.* Con esta dupla se puede disolver el tan, visible e invisible (Grasa, quistes, colesterol).

* **40E (Fenglong): Luo E**. Comunica con Bp, asciende el yang puro.
* **3Bp (Taibai): Yuan Bp**. Fortalece el Bp.

DESASTASCAR EL TR INFERIOR. Laxante fuerte.

* **6Bp (Sanyinjiao): Purgación.**
* **9Bp (Yinlinquan): Punto agua.** Humecta el abdomen. Ayuda a eliminar el tan y la humedad. Favorece la micción.
* **9RM (Shuifen):** Trabaja directamente sobre el colon. Metaboliza el agua, transforma los líquidos.
* **63V (Jinmen): Xi V.** desbloquea el meridiano de V.

TONIFICAR EL TR MEDIO: Tonifica el centro, la tierra.

* **12RM (Zhongwan): Mu E.**

* **13H (Zhangmen): Mu Bp.**
* **20V (Pishu): Shu Bp.**
* **21V (Weishu): Shu E.**

TONIFICAR ENERGIA: Debilidad. Falta de energía.

* **4DM (Migmen):** Tonifica el Yuan Qi (energía original). Tonifica el yang de R. reserva el jing (esencia) de R.
* **23V (Shenshu): Shu R.** tonifica las funciones de R. tonifica el yang de R.
* **6RM (Qihai):** Tonifica el qi yang y yuan qi (energía esencial). Trata todo estado de debilidad.
* **12RM (Zhongwan): Roe de las vísceras.** Activa la energía nutricia.
* **17RM (Shangzhong):** Regula el qi del TR superior. Promueve el qi ji de C y P.
* **36E (Zusanli): Roe E.** Mar de los alimentos. Punto principal para tonificar el cielo posterior. Regulariza el qi nutricio. Tierra de la tierra.

TONIFICAR RIÑON YIN: Esta técnica se utilizó básicamente por su patología de hipertensión y por la menopausia.

* **3R (Taixi): Yuan R.** Punto de absorción de R.
* **7R (Fuliu): Punto Madre R.** Punto tonificación. Tonifica el qi, yang y yin de R. Hace circular la energía estancada.
* **10R (Yingu): Punto agua R.** Punto dominante de R. Agua del agua.
* **25VB (Jinmen): Mu R.** Tonifica el yin de R.
* **4RM (Guanyuan): Mu ID.** Depura los líquidos orgánicos.
* **46PC izq (Qimen):** Puerta de la energía.

PUNTO CURIOSO: Flor de ciruelo. Indicado para alteraciones gastrointestinales. Para la disminución del apetito.

* **36PC (Maihua):** Ubicación: alrededor de 12RM (Zhongwan) a ½ distancia de él, en los cuatro puntos cardinales (norte, sur, este y oeste). Para bajar el apetito se puntura hacia abajo – en dispersión – la introducción de la aguja será de 1.5 a 2 distancias.

PUNTO APERTURA DAI MAI: Vaso Cintura. Indicado para alteraciones arriba - abajo

* **41VB (Zulinqi)**

AURICULOTERAPIA

PARA OBESIDAD

* **Funcionales**:
    * **55PA:** Shenmen. *Puerta energía mental*
    * **7aPA:** Neurastenia.
    * **78PA:** Cima oreja. *Sedante, asociado 7aPA.*
    * **22PA:** Paratiroides. *Asociados a trastornos endocrinos y mentales.*
    * **45PA:** Tiroides. *Acción endocrina, asociado con 22PA.*
    * **17PA:** Punto sed. *Asociado con 18PA.*
    * **18PA:** Punto hambre. *Asociado con 17PA.*
    * **28PA:** Hipófisis. *Regulador de la glándula.*
    * **51PA:** Sist. Neurovegetativo. *Asociado a procesos gastrointestinales.*
    * **83PA:** Plexo solar. *Indicado en procesos gastrointestinales. Asociado con 98PA.*
* **Orgánicos**
    * **98PA:** Bazo. *Relacionado con trastornos digestivos.*
    * **84PA:** Boca.
    * **87PA:** Estómago. *Indicado en procesos gástricos, obesidad.*
* **Regionales.**
    * **43PA:** Abdomen. *Distensión.*

* **Refuerzo.**
    * **69PA:** Apéndice 2. *Refuerza los puntos medios de la oreja. Asociado con 74PA.*
    * **70PA:** Apéndice 3. *Refuerza los puntos inferiores de la oreja. Asociado con 75PA.*
    * **74PA:** Amígdala 2.
    * **75PA:** Amígdala 3.
    * **72PA:** Hélix 3. *Refuerza los puntos asociados 69PA y 74PA.*
    * **72PA:** Hélix 5. *Refuerza los puntos asociados 70PA y 75PA.*

PARA DISTENSIÓN ABDOMINAL

* **Funcionales**:
    * **55PA:** Shenmen. *Puerta energía mental*
    * **51PA:** Sist. Neurovegetativo. *Asociado a procesos gastrointestinales.*
    * **83PA:** Plexo solar. *Indicado en procesos gastrointestinales, Asociado con 98PA.*
    * **104PA:** Triple Recalentador.
* **Orgánicos**
    * **89PA:** Intestino delgado.
    * **88PA:** Duodeno.
    * **87PA:** Estómago. *Indicado en procesos gástricos, obesidad.*
    * **91PA:** Intestino grueso.
* **Regionales.**
    * **43PA:** Abdomen. *Distensión.*
    * **109PA:** Abdomen inferior. *Procesos infra-umbilicales. Asociado con 43PA.*
    * **110PA:** Abdomen superior. *Procesos supra-umbilicales. Asociado con 43PA.*
* **Refuerzo.**
    * **69PA:** Apéndice 2. *Refuerza los puntos medios de la oreja. Asociado con 74PA.*
    * **74PA:** Amígdala 2.
    * **72PA:** Hélix 3. *Refuerza los puntos asociados 69PA y 74PA.*

PARA INSUFICIENCIA DIGESTIVA

* **Funcionales**:
    * **55PA:** Shenmen. *Puerta energía mental*
    * **51PA:** Sist. Neurovegetativo. *Asociado a procesos gastrointestinales.*
    * **83PA:** Plexo solar. *Indicado en procesos gastrointestinales. Asociado con 98PA.*
    * **104PA:** Triple Recalentador.

* **Orgánicos**
    * **89PA:** Intestino delgado.
    * **88PA:** Duodeno.
    * **87PA:** Estómago. *Indicado en procesos gástricos, obesidad.*
    * **91PA:** Intestino grueso.
    * **96PA:** Páncreas y vías biliares.
    * **97PA:** Hígado.
    * **98PA:** Bazo.
* **Regionales.**
    * **43PA:** Abdomen. *Distensión.*
    * **109PA:** Abdomen inferior. *Procesos infra-umbilicales. Asociado con 43PA.*
    * **110PA:** Abdomen superior. *Procesos supra-umbilicales. Asociado con 43PA.*
* **Refuerzo.**
    * **69PA:** Apéndice 2. *Refuerza los puntos medios de la oreja. Asociado con 74PA.*
    * **74PA:** Amígdala 2.
    * **72PA:** Hélix 3. *Refuerza los puntos asociados 69PA y 74PA.*

PARA ESTREÑIMIENTO

* **Funcionales:**
    * **55PA:** Shenmen. *Puerta energía mental*
    * **51PA:** Sist. Neurovegetativo. *Asociado a procesos gastrointestinales.*
    * **35PA:** Córtex. *Armoniza los estados de ánimo, tranquilizante.*
* **Orgánicos**
    * **91PA:** Intestino grueso.
    * **81PA:** Recto. *Para procesos regionales, asociado a 91PA*
* **Regionales.**
    * **43PA:** Abdomen. *Distensión.*
    * **109PA:** Abdomen inferior. *Procesos infra-umbilicales. Asociado con 43PA.*
* **Refuerzo.**
    * **69PA:** Apéndice 2. *Refuerza los puntos medios de la oreja, Asociado con 74PA.*
    * **74PA:** Amígdala 2.
    * **72PA:** Hélix 2. *Refuerza los puntos asociados 69PA y 74PA.*

CRONOGRAMA TRATAMIENTOS REALIZADOS *PACIENTE "A".*

Esta paciente estuvo 10 meses en tratamiento, dando comienzo el 10 de enero de 2019 y finalizando, por su voluntad, el 30 de octubre del mismo año.

Al comienzo sus idas a consulta eran bastante regulares, casi siempre una vez por semana, los días miércoles; debido a que veía los cambios sumamente rápido, sobre todo a nivel emocional, sus estados de ansiedad, irritabilidad y depresión mermaron. Así mismo, se observó que durante este inicio estaba más motivada por arreglarse físicamente, maquillarse, teñirse el cabello, etc.

En cambio, en cuanto a su evolución con respecto a su obesidad, fue lento. Es de hacer notar, que el primer día de consulta, a la paciente se le realizaron las recomendaciones para que modificara sus hábitos alimenticios y las horas cuando debía efectuar sus comidas (ver anexos). Los cambios notables y significativos de su adelgazamiento, comenzaron a advertirse aproximadamente después de los tres meses de tratamiento y para el décimo mes, se observó un estancamiento bastante notorio en el proceso de recuperación, razón por la cual, voluntariamente abandonó la terapia.

Como se hizo referencia anteriormente, el tratamiento fue muy largo en el tiempo, razón por la cual, se hará un cuadro resumen para explicar de manera sucinta, las técnicas de Acupuntura, Moxibustión y Auriculoterapia, aplicadas durante cada mes.

DIAS 16-23-30 / MES ENERO	
ACUPUNTURA MOXIBUSTIÓN	Ansiedad yin (Bp) + Moxa 44V – 49V RCY + Metabolización flema (moxa) + 41VB + 6Bp Ansiedad yang + Moxa 44V – 47V
AURÍCULOTERAPIA	Obesidad / Obesidad / Estreñimiento
OBSERVACIONES	Durante este primer mes, la paciente comenzó a ver cambio en su estado anímico y un mejoramiento en su estreñimiento

DIAS 13-20-27 / MES FEBRERO	
ACUPUNTURA MOXIBUSTIÓN	Separar lo puro de lo impuro + 6Bp + Bajar el yang Ansiedad yin (Bp) + Moxa 44V – 49V Desatascar el TR inferior + Metabolización flema (moxa)
AURÍCULOTERAPIA	Distensión abdominal / Obesidad / Estreñimiento
OBSERVACIONES	El estreñimiento ha mejorado notablemente. Está más tranquila y menos ansiosa.

DIAS 06-13-20-27 / MES MARZO	
ACUPUNTURA MOXIBUSTIÓN	Depresión (P) Tonificación de la energía Tonificación riñón yin RCY + Metabolización flema (moxa)
AURÍCULOTERAPIA	Obesidad / Estreñimiento / Obesidad / Estreñimiento.
OBSERVACIONES	Producto de unos problemas laborales, entró en depresión. Pero para el final del mes estaba más enérgica y motivada.

DIAS 3-10-17-24 / MES ABRIL	
ACUPUNTURA MOXIBUSTIÓN	Ansiedad Yang + Moxa 44V – 47V Separar lo puro de lo impuro + 6BP + Bajar yang Tonificación TR medio + moxa metabolización flema RCY + Metabolización flema (moxa) + 36PC
AURÍCULOTERAPIA	Obesidad / Distensión abdominal / Insuf. digestiva / Obesidad
OBSERVACIONES	Las evacuaciones se regularizaron a por lo menos una vez al día; la irritabilidad mermó y ya se están viendo los cambios físicos

DIAS 03-08-15-29 / MES MAYO	
ACUPUNTURA MOXIBUSTIÓN	Tonificación riñón yin RCY + Metabolización flema (moxa) + 36PC Tonificación de la energía Separar lo puro de lo impuro + 6BP + Bajar yang
AURÍCULOTERAPIA	Obesidad / Obesidad / Obesidad / Distensión abdominal
OBSERVACIONES	Sigue bajando de peso, aunque no con la rapidez deseada. No hace ejercicios.

DIAS 05-12-19-28 / MES JUNIO	
ACUPUNTURA MOXIBUSTIÓN	Xi BP + Plano Bp – P + Shu BP + Mu BP +36E + 8H+1PC + 3PC RCY + Metabolización flema (moxa) + 36PC Xi BP + Plano Bp – P + Shu BP + Mu BP +36E + 8H+1PC + 3PC Separar lo puro de lo impuro + 6BP + Bajar yang
AURÍCULOTERAPIA	Obesidad / Insuf. digestiva / Obesidad / Distensión abdominal
OBSERVACIONES	Al final de este mes, la ansiedad por los alimentos dulces mermó. La medida del abdomen ha bajado, pero no lo esperado. Las evacuaciones siguen siendo regulares. Sigue sin ejercitarse.

DIAS 10-24 / MES JULIO	
ACUPUNTURA MOXIBUSTIÓN	Tonificación TR medio + moxa metabolización de flema Xi H + Plano H – MC + Shu H + Mu H +34VB + 9P+1PC + 3PC
AURÍCULOTERAPIA	Distensión abdominal / Obesidad
OBSERVACIONES	Se trató nuevamente la irritabilidad por problemas laborares. Comenzó a ejercitarse, pero lo abandonó porque el padre enfermó.

DIAS 14-21-28 / MES AGOSTO	
ACUPUNTURA MOXIBUSTIÓN	Separar lo puro de lo impuro + 6BP + Bajar yang Xi BP + Plano Bp – P + Shu BP + Mu BP +36E + 8H+36PC RCY + Metabolización flema (moxa) + 41VB
AURÍCULOTERAPIA	Distensión abdominal / Obesidad / Obesidad
OBSERVACIONES	Comenzó a ejercitarse por lo menos 3 veces a la semana. El adelgazamiento está estancado.

DIAS 11-25 / MES SEPTIEMBRE	
ACUPUNTURA **MOXIBUSTIÓN**	Tonificación del TR medio + Moxa en 44V – 47V RCY + Metabolización flema (moxa) + 36PC
AURÍCULOTERAPIA	Obesidad / Obesidad.
OBSERVACIONES	Producto de unos problemas laborales, entró en depresión. Pero, para el final del mes estaba más enérgica y motivada.

DIAS 30 / MES OCTUBRE	
ACUPUNTURA **MOXIBUSTIÓN**	Xi BP + Plano Bp – P + Shu BP + Mu BP +36E + 8H+36PC
AURÍCULOTERAPIA	Obesidad.
OBSERVACIONES	Fue la última consulta que se le realizó. Peso inicial: 92kg. Altura: 1.69m. IMC: $27.06Kg/m.^{2}$ **Peso final: 78kg. Altura: 1.69m. IMC: 23.08kg/m^2**

PRESENTACIÓN *PACIENTE "B"*

MUJER   <u>Edad</u>: 40 años.

<u>Profesión</u>: Abogada.

<u>Motivo consulta</u>: Obesidad / Ansiedad por el dulce.

<u>Menarquia</u>: 11 años.   <u>Menopausia</u>: N/A

<u>Antecedentes familiares</u>:   *Madre*: Diabetes tipo 2

          Padre: Hipertenso

<u>Antecedentes quirúrgicos</u>: N/A

<u>Antecedentes patológicos</u>: Acidez estomacal. Estreñimiento grave.

<u>Alteraciones emocionales-psicoafectivas</u>: Ansiedad obsesiva. Pensamientos recurrentes. Tristeza.

<u>Observaciones</u>: casada. Tiene 1 hijo (5años)

<u>Peso</u>: 78kg.   <u>Altura</u>: 1.59m.   <u>IMC</u>=24.53Kg/m.^{2}

ANÁLISIS *PACIENTE"B"*

Después del embarazo ganó muchos kilos y se le ha hecho imposible perderlos. En estos momentos presenta un cuadro severo de ansiedad por alimentos dulces, como ella lo comentó: "Tengo una terrible ansiedad por comer dulce, es tan exagerado que mi esposo me llama «la aspiradora del azúcar», estoy todo el día pensando en el dulce que me voy a comer en el postre o en la merienda". Tomó la decisión de hacerse tratamiento, porque un día su madre le preguntó: "sí te dan a escoger entre un filete de carne y una torta ¿Qué escogerías?, a lo que contestó "¡LA TORTA!". También, se dio cuenta que durante el almuerzo come pocos alimentos salados, todo esto para poder comer el postre.

No tiene una alimentación balanceada y no realiza ninguna actividad física. Tejido adiposo distribuido en la zona de cadera y piernas, obesidad tipo Pera. Sufre de estreñimiento y ahora lo tiene controlado por tomar laxantes, pero en cuanto los suspende, vuelve a padecerlo.

Carácter bastante tranquilo, sufre de timidez. Pensamientos recurrentes.

Bebe agua estrictamente lo necesario. Pero, en la tarde—noche tiene mucha sed.

DIAGNÓSTICO *PACIENTE "B"*: <u>OBESIDAD PERIFERICA U OVÁRICA.</u>

"Paciente B", a quien se le diagnosticó con Obesidad periférica u Ovárica (tipo pera), sufre una gran ansiedad por los alimentos dulces, presentando una condición de aprensión a las agujas; razón por la cual, se tomó la decisión de realizarle tratamiento solo con *Biomagnetismo*. Dicha técnica, tiene un tratamiento específico para las ansiedades, que a la vez acelera el metabolismo.

TRATAMIENTOS PROPUESTOS *PACIENTE"B"*

Con la finalidad de saber cuáles son los pares, que particularmente necesita esta paciente para cada día de tratamiento, se le realiza el rastreo kinesiológico por completo al Manual Avanzado de Biomagnetismo y muy específicamente, a la sección de los pares para ayudar a bajar de peso.

Los pares que nos interesan concretamente, son los siguientes:

PARES PARA BAJAR DE PESO		
DESCRIPCIÓN	PUNTO (polo negativo)	RESONANCIA (polo positivo)
ANSIEDAD	Interilíaco	Sacro
ANSIEDAD II	Cola páncreas	Hígado
ANSIEDAD POR CARBOHIDRATOS	Parietal	Colon transverso
ANSIEDAD POR DULCE	Píloro	Riñón izq.
ANSIEDAD POR PARÁSITOS	Glúteo	Glúteo
GANAS DE COMER DE TODO	Boca estómago	Boca estómago
TRASTORNOS – APETITO VORAZ	Cola páncreas	Boca estómago
DESÓRDENES HORMONALES	Tiroides	Tiroides
METABOLISMO LENTO	Píloro	Hígado
ACELERAR METABOLISMO	Hígado	Hígado

AURICULOTERAPIA

Con la finalidad de que este trabajo no sea monótono y repetitivo, gran parte de los tratamientos de esta técnica y que se nombrarán a continuación, ya se detallaron completamente en la misma sección del paciente "A"

PARA OBESIDAD

* **Funcionales:**
    * **55PA - 7aPA - 78PA - 22PA - 45PA - 17PA - 18PA - 28PA - 51PA - 83PA**
* **Orgánicos**
    * **98PA - 84PA - 87PA**
* **Regionales.**
    * **43PA**
* **Refuerzo.**
    * **69PA - 70PA - 74PA - 75PA – 72.3PA – 72.5PA**

PARA ESTREÑIMIENTO

* **Funcionales:**
    * **55PA - 51PA - 35PA**
* **Orgánicos**

* **91PA - 81PA**
* **Regionales.**
    * **43PA - 109PA**
* **Refuerzo.**
    * **69PA - 74PA – 72.2PA**

CRONOGRAMA de TRATAMIENTOS REALIZADOS *PACIENTE "B"*

Además de los pares aplicados en la terapia para ayudar a bajar de peso, dentro del Manual Avanzado de Biomagnetismo, existe un número apreciable de secciones de pares que se emplean para tratar diferentes alteraciones del organismo, haciendo notar, que de ellos no se ha hecho mención durante la investigación, pero algunos de estos serán aplicados a los pacientes, porque tienen relación con la patología a tratar; y con el propósito de que se tenga la mayor información detallada de lo empleado en el tratamiento, se hará una precisa referencia de dichos otros pares.

En otro orden de ideas, se debe mencionar que en todas las consultas se utilizó la técnica de rastreo con Kinesiología, no nada más para los pares biomagneticos, sino también para saber con cuál oreja trabajar y que tratamiento aplicar con Auriculoterapia.

12/12/2018 Primera consulta

En esta consulta, se le hizo una serie de recomendaciones para que comenzara a cambiar los hábitos alimenticios

BIOMAGNETISMO

ÓRGANO EN DISFUNCIÓN:

* **Estómago**: estómago (-) – estómago (+)
* **Colon**: colon transverso (-) – colon transverso (+)

GLÁNDULA EN DISFUNCIÓN:

* **Tiroides**: tiroides (-) – tiroides (+)

PARES ESPECIALES:

* **Diabetes**: páncreas (-) – páncreas (+). *Aunque no es diabética, se concluyó que este par salió en el rastreo, producto del consumo excesivo de azúcar.*
* **Obstrucción intestinal**: colon descendente (-) – recto (+)

PARES PARA BAJAR DE PESO:

* **Ansiedad**: interilíaco(-) – sacro(+)
* **Ansiedad II**: cola páncreas (-) – hígado (+)
* **Ansiedad por dulce**: píloro (-) – riñón izq (+).
* **Ansiedad por parásitos**: glúteo der. (-) – glúteo izq.(+)
* **Metabolismo lento**: píloro (+) – hígado (-)
* **Acelerar metabolismo**: hígado (-) – hígado(+)
* **Desordenes hormonales**: tiroides (-) – tiroides (+)

AURICULOTERAPIA

Para estreñimiento: (oreja derecha).

Durante esta primera sesión se le colocó para el estreñimiento, ya que en la consulta, comentó que tenía una semana aproximadamente, que no evacuaba.

55PA - 51PA - 35PA - 91PA - 81PA - 43PA - 109PA - 69PA - 74PA – 72.2PA

En la tarde de ese mismo día, se comunicó telefónicamente para comentar un evento muy particular que le causó bastante asombro y dijo: "Fui a casa de mi mamá a almorzar y ella siempre que voy me prepara algo dulce de postre, en esta oportunidad fue una torta, que en cuanto la vi me dio asco y náuseas". Se concluyó, que como sus ansias por el dulce son tan agudas, después del primer tratamiento su cuerpo reaccionó severamente.

17/12/2018

La ansiedad y pensamiento constante por los alimentos dulces, persiste, aunque no con la misma intensidad de antes, pero en la tarde sigue con los mismos deseos y los come.

BIOMAGNETISMO

ÓRGANO EN DISFUNCIÓN:

* **Colon**: colon transverso (-) – colon transverso (+)

GLÁNDULA EN DISFUNCIÓN:

* **Tiroides**: tiroides (-) – tiroides (+)

PARES ESPECIALES:

* **Diabetes**: páncreas (-) – páncreas (+)
* **Obstrucción intestinal**: colon descendente (-) – recto (+)

PARES PARA BAJAR DE PESO:

* **Ansiedad II**: cola páncreas (-) – hígado (+)
* **Ansiedad por dulce**: píloro (-) – riñón izq (+).
* **Metabolismo lento**: píloro (+) – hígado (-)
* **Acelerar metabolismo**: hígado (-) – hígado(+)

AURICULOTERAPIA

PARA OBESIDAD (oreja izquierda)

55PA - 7aPA - 78PA - 22PA - 45PA - 17PA - 18PA - 28PA - 51PA - 83PA - 98PA - 84PA - 87PA
43PA - 69PA - 70PA - 74PA - 75PA – 72.3PA – 72.5PA.

28/12/2018

Mejoró el estreñimiento, pero continúa la irregularidad de las evacuaciones. La ansiedad mejoró, aunque en las tardes persisten sus deseos por los dulces.

BIOMAGNETISMO

ÓRGANO EN DISFUNCIÓN:
Nota: *el par estómago no repitió.*

* **Colon**: colon transverso (-) – colon transverso (+)

GLÁNDULA EN DISFUNCIÓN:

* **Tiroides**: tiroides (-) – tiroides (+)
* **Hipófisis**: hipófisis (-) – hipófisis (+)

PARES ESPECIALES:
Nota: *no repitió el par de Diabetes.*

* **Obstrucción intestinal**: colon descendente (-) – recto (+)

PARES PARA BAJAR DE PESO:
Nota: *no repitieron los pares ansiedad, ansiedad por parásitos y desordenes hormonales, pero apareció el par de ansiedad por carbohidratos, esto sucede cuando existen pares solapados, que se manifiestan cuando se restablece el pH de los anteriores. Podemos notar que este nuevo par, tiene mucho que ver con el tema particular de esta paciente; se conoce que los carbohidratos al ser consumidos, el cuerpo descompone o convierte rápidamente la mayoría de estos, en glucosa*

* **Ansiedad II**: cola páncreas (-) – hígado (+)
* **Ansiedad por dulce**: píloro (-) – riñón izq (+).
* **Ansiedad por carbohidratos**: parietal (-) – colon transverso (+)
* **Metabolismo lento**: píloro (+) – hígado (-)
* **Acelerar metabolismo**: hígado (-) – hígado(+)

AURICULOTERAPIA

PARA ESTREÑIMIENTO (oreja derecha).

55PA - 51PA - 35PA - 91PA - 81PA - 43PA - 109PA - 69PA - 74PA – 72.2PA

05/02/2019

Mejoró el estreñimiento, pero continúa la irregularidad de las evacuaciones. La ansiedad mejoró, aunque en las tardes persisten sus deseos por el dulce. Es de notar que para la fecha, el adelgazamiento de la paciente "B" ya era notable, ya que comentó, "la ropa me queda más holgada".

BIOMAGNETISMO

ÓRGANO EN DISFUNCIÓN:
Nota: *no repitió ningún par de órgano.*

GLÁNDULA EN DISFUNCIÓN:

* **Tiroides**: tiroides (-) – tiroides (+)

PARES ESPECIALES:
Nota: *no repitió ningún par especial.*

PARES PARA BAJAR DE PESO:
Nota: *no repitieron los pares ansiedad II, ni metabolismo lento.*

* **Ansiedad por dulce**: píloro (-) – riñón izq (+).
* **Ansiedad por carbohidratos**: parietal (-) – colon transverso (+)
* **Acelerar metabolismo**: hígado (-) – hígado(+)

AURICULOTERAPIA

PARA OBESIDAD (oreja izquierda)

55PA - 7aPA - 78PA - 22PA - 45PA - 17PA - 18PA - 28PA - 51PA - 83PA - 98PA - 84PA - 87PA 43PA - 69PA - 70PA - 74PA - 75PA – 72.3PA – 72.5PA.

21/02/2019

Ha mejorado de manera significativa su ansiedad por los dulces, comentó: "fuimos a una boda y mi esposo vio un dulce que le apeteció en la mesa de postres, pero no lo buscó, confiando que yo me acercaría y se lo pediría. Cuando nos retiramos de la fiesta, el me comentó que se quedó con las ganas de probar el dulce y le sorprendió muchísimo que nunca me acerqué a la mesa de postres". Su adelgazamiento es notable a simple vista.

BIOMAGNETISMO

GLÁNDULA EN DISFUNCIÓN:
Nota: *no repitió ningún par de glándula.*

ALTERACIÓN COLÓNICA
Nota: *esta alteración en productos de una inestabilidad emocional, se evidenció el día 19/02. Las evacuaciones continúan siendo regulares, pero siente un poco de molestia a la palpación en la zona y las heces son delgadas y pastosas.*

* **Cadena de imanes:** 4 imanes bipolares (-, +, -, +) en colon transverso.

PARES PARA BAJAR DE PESO:

<u>Nota</u>: no repitieron los pares ansiedad por dulce, ansiedad por carbohidratos.

* **Acelerar metabolismo**: hígado (-) – hígado (+).

AURICULOTERAPIA

PARA OBESIDAD (oreja derecha)

55PA - 7aPA - 78PA - 22PA - 45PA - 17PA - 18PA - 28PA - 51PA - 83PA - 98PA - 84PA - 87PA 43PA - 69PA - 70PA - 74PA - 75PA – 72.3PA – 72.5PA.

21/02/2019

La ansiedad por los alimentos dulces aminoró considerablemente, al punto de poder pasar días enteros sin comer nada azucarado y ha cambiado estos alimentos por fruta, cuando siente deseo de comerlos. Está llevando a cabo las recomendaciones alimenticias que se le hicieron en la primera consulta.

Peso: 68 Kg.   **Altura: 1.59 m.**   **IMC: 21.38 Kg/m^2**

BIOMAGNETISMO

ALTERACIÓN COLÓNICA
<u>Nota</u>: no repitió.

__PARES PARA BAJAR DE PESO:__

* __Acelerar metabolismo__: hígado (-) – hígado (+).

AURICULOTERAPIA

PARA OBESIDAD (oreja izquierda)

55PA - 7aPA - 78PA - 22PA - 45PA - 17PA - 18PA - 28PA - 51PA - 83PA - 98PA - 84PA - 87PA
43PA - 69PA - 70PA - 74PA - 75PA – 72.3PA – 72.5PA.

OBSERVACIÓN:

Durante el rastreo kinesiológico, se preguntó: ¿cuándo debería ser su próxima consulta? y la respuesta fue, en 15 días.

07/03/2019

La ansiedad por los alimentos dulces aminoró considerablemente, al punto de poder pasar días enteros sin comer nada azucarado y ha cambiado estos alimentos por fruta cuando siente deseo de comerlos. Está llevando a cabo las recomendaciones alimenticias que se le hicieron en la primera consulta.

__Peso: 68 Kg.__   __Altura: 1.59 m.__   __IMC: 21.38 Kg/m^2__

BIOMAGNETISMO

ALTERACIÓN COLÓNICA
Nota: _no repitió._

PARES PARA BAJAR DE PESO:

* **Acelerar metabolismo**: hígado (-) – hígado (+).

AURICULOTERAPIA

PARA OBESIDAD (oreja derecha)

55PA - 7aPA - 78PA - 22PA - 45PA - 17PA - 18PA - 28PA - 51PA - 83PA - 98PA - 84PA - 87PA
43PA - 69PA - 70PA - 74PA - 75PA – 72.3PA – 72.5PA.

OBSERVACIÓN:

Durante el rastreo kinesiológico, se preguntó: ¿cuándo debería de ser su próxima consulta? y la respuesta fue, en 15 días.

22/03/2019

En estas dos semanas no reflejó ningún cambio significativo, sigue alimentándose de manera correcta, y los deseos por el dulce ya no marcan su vida. Comenzó a caminar para ejercitarse.

BIOMAGNETISMO

PARES PARA BAJAR DE PESO:

* **Acelerar metabolismo**: hígado (-) – hígado (+).

AURICULOTERAPIA:

Al realizarle el rastreo, pudimos constatar que no era necesario colocarle Aurículo.

16/04/2019: Última consulta.

Sus ansias por los alimentos dulces menguaron bastante, al punto de que podía pasar días enteros sin ingerirlos, solo con comer fruta bajaba los deseos. Para la fecha, podemos decir que tiene una alimentación balanceada, y dejó de suplir las comidas saladas por las dulces. Su adelgazamiento es visible, ha comenzado a usar ropa que tenía guardada y que le quedaba pequeña.

BIOMAGNETISMO:

Después de efectuar el rastreo kinesiológico, se pudo constatar que ya no era necesario ningún par biomagnéticos. Con esto se concluyó, que el pH del organismo se restableció por completo, procediendo a darle el alta a la paciente.

Peso: 65kg.   **Altura: 1.59m.**   **IMC: 20.44kg/m^2**

Aproximadamente un mes después (14/6/2019), la paciente fue a consulta, pero por otro padecimiento, un esguince de muñeca al realizar ejercicios físicos. Me comentó que ya era 2 tallas menos de pantalón, que sigue alimentándose de manera balanceada, hace actividades físicas y que cada vez estaba más cerca de su peso ideal.

Peso: 61kg.   **Altura: 1.59m**   **IMC: 19.18**

AURICULOTERAPIA:

Se le colocó para esta última cita, como refuerzo.

PARA OBESIDAD (oreja derecha)

55PA - 7aPA - 78PA - 22PA - 45PA - 17PA - 18PA - 28PA - 51PA - 83PA - 98PA - 84PA - 87PA
43PA - 69PA - 70PA - 74PA - 75PA – 72.3PA – 72.5PA.

PRESENTACIÓN *PACIENTE "C".*

HOMBRE   <u>Edad</u>: 53 años.

<u>Profesión</u>: Corredor de seguros.

<u>Motivo consulta</u>: Obesidad / Ansiedad.

<u>Antecedentes familiares</u>:   *Madre*: N/A

                                   Padre: N/A

<u>Antecedentes quirúrgicos</u>: Fractura del Húmero izquierdo, sinusitis, apendicitis.

<u>Antecedentes patológicos</u>: Tensión alta. Hígado graso. Sinusitis.

<u>Alteraciones emocionales-psicoafectivas</u>: Ansiedad por control, agresivo / impulsivo

<u>Observaciones</u>: casado. Tiene 1 hijo (7 años)

<u>Peso</u>: 120kg.   **<u>Altura</u>: 1.75m.**   **<u>IMC</u>=34.52Kg/m.^{2}**

ANÁLISIS *PACIENTE "C"*

Siempre ha sufrido de sobrepeso, pero en este momento, es cuando más obeso ha estado. Come en exceso, por no sentir saciedad. Por cuestiones de trabajo, suele tener almuerzos y/o cenas en restaurantes. Todas las semanas, su desayuno habitual, que acostumbra a realizar en la oficina, es un café con leche y galletas de soda o casabe untadas con crema de leche. Todos los viernes, su secretaria reemplaza el envase de 500g vacío, de crema de leche, por uno recién comprado. Consume todo tipo de lácteos en exceso.

No tiene una alimentación balanceada y no realiza ninguna actividad física. Tejido adiposo distribuido en la zona del abdomen, brazos y cara (Tipo Manzana). No Sufre de estreñimientos, pero sus heces son pastosas y muy malolientes. Sufre de problemas respiratorios (sinusitis) constantemente. Tuvo un accidente doméstico, donde se fracturó el húmero del brazo izquierdo y según su traumatólogo, tardó más tiempo de lo habitual en soldar.

Carácter agresivo / impulsivo. Ansioso y con pensamiento recurrente por la comida

Bebe poca agua.

DIAGNÓSTICO *PACIENTE "C"*: <u>OBESIDAD CENTRAL.</u>

Se destinó, como tratamiento para este paciente, la combinación de las terapias de Acupuntura y Biomagnetismo. Se llega a esta conclusión, porque sabemos que dentro del protocolo de los pares para bajar de peso, existen unos específicos para tratar estos trastornos, como son: los de apetito voraz y la satisfacción que siente por comer en exceso, situación que le provoca ansiedades por los alimentos en general y en su caso particular, por los carbohidratos.

Así mismo, en cuanto al tema de la ansiedad y los trastornos psicoafectivos, tenemos dentro de la terapia con Acupuntura, protocolos muy efectivos para tratarlos, además con esta técnica podemos ayudar significativamente a la disolución de grasas (tan) visible e invisible que posee este paciente e igualmente tratar cualquier otra patología asociada a la obesidad.

TRATAMIENTOS PROPUESTOS *PACIENTE "C"*

La mayoría de los métodos terapéuticos de Acupuntura, Biomagnetismo y Auriculoterapia que se enunciarán a continuación, ya fueron expuestos detalladamente en la sección de tratamientos propuestos a los pacientes "A" y "B", y con el propósito de que esta investigación sea lo más didáctica posible y no caer en repeticiones, que hacen tedioso este trabajo, solo se nombrará los tratamientos y los puntos que los componen.

ANSIEDAD YANG: Regulación energética de H.

* **6H**
* **(-) 18V - (+)14H**
* **2H**
* **_Plano MC – H:_ 2H + 17RM + 9MC**
* **34VB**
* **8H**
* **1PC - 3PC**
* **<u>Moxa puntos Shen</u>: 44V + 47V**

ANSIEDAD YIN: Regulación energética de Bp.

* **8Bp**
* **(-) 20V – (+) 13H**
* **5Bp**
* **<u>Plano Bp – P</u>: 2Bp + 12RM + 11P**
* **36E**
* **9P**
* **1PC - 3PC**
* **<u>Moxa puntos Shen</u>: 44V + 49V**

REGULACIÓN ENERGÉTICA DE P: Se aplicó para tonificar al abuelo (control) de H.

* **6MC**
* **6P**

* (+) 13V - (-) 1P
* 9P
* 11IG
* 1PC - 3PC
* 4Bp
* <u>Moxa puntos Shen</u>: 44V + 42V

REGULAR CENTRO Y YANGMING (RCY)

* 12RM - 36E - 4IG

SEPARAR LO PURO DE LO IMPURO

* 9RM - 15Bp - 25E - 6RM

BAJAR EL YANG:

* 37E - 39E - 4RM - 25E

ABRIR EL VASO CINTURA

* 41VB

PUNTO CURIOSO PARA DISMINUIR EL APETITO

* 36PC

METABOLIZAR FLEMAS

* 40E - 3Bp

TONIFICAR EL TR MEDIO:

* 12RM - 13H - 20V - 21V

TONIFICAR ENERGIA:

* **4DM - 23V - 6RM - 12RM - 17RM - 36E**

TONIFICAR RIÑON YIN: Esta técnica se utilizó por la fractura de humero.

* **3R - 7R - 10R - 25VB - 4RM - 46PC izq**

BIOMAGNETISMO

Con la finalidad de saber cuáles son los pares que particularmente necesita para cada día de tratamiento, se le realiza el rastreo kinesiológico por completo al Manual Avanzado de Biomagnetismo y muy precisamente, a la sección de los pares para ayudar a bajar de peso.

PARES PARA BAJAR DE PESO		
DESCRIPCIÓN	PUNTO (polo negativo)	RESONANCIA (polo positivo)
ANSIEDAD	Interilíaco	Sacro
ANSIEDAD II	Cola páncreas	Hígado
ANSIEDAD POR CARBOHIDRATOS	Parietal	Colon transverso
ANSIEDAD POR DULCE	Píloro	Riñón izq.
ANSIEDAD POR PARÁSITOS	Glúteo	Glúteo
GANAS DE COMER DE TODO	Boca estómago	Boca estómago
TRASTORNOS – APETITO VORAZ	Cola páncreas	Boca estómago
DESÓRDENES HORMONALES	Tiroides	Tiroides
METABOLISMO LENTO	Píloro	Hígado
ACELERAR METABOLISMO	Hígado	Hígado

AURICULOTERAPIA

PARA OBESIDAD

* Funcionales:
    * 55PA - 7aPA - 78PA - 22PA - 45PA - 17PA - 18PA - 28PA - 51PA - 83PA.
* Orgánicos
    * 98PA - 84PA - 87PA.
* Regionales.
    * 43PA.
* Refuerzo.
    * 69PA - 70PA - 74PA - 75PA - 72.3PA - 72.5PA

PARA DISTENSIÓN ABDOMINAL

* Funcionales:
    * 55PA - 51PA - 83PA - 104PA -
* Orgánicos
    * 89PA - 88PA - 87PA - 91PA
* Regionales.
    * 43PA - 109PA - 110PA
* Refuerzo.
    * 69PA - 74PA - 72.3PA.

PARA INSUFICIENCIA DIGESTIVA

* Funcionales:
    * 55PA - 51PA - 83PA - 104PA.
* Orgánicos
    * 89PA - 88PA - 87PA - 91PA - 96PA - 97PA - 98PA.
* Regionales.
    * 43PA - 109PA - 110PA.
* Refuerzo.
    * 69PA - 74PA - 72.3PA.

CRONOGRAMA DE TRATAMIENTOS REALIZADOS *PACIENTE "C"*

13/12/2018: Primera consulta.

En esta consulta se le hizo una serie de recomendaciones para que cambiara sus hábitos alimenticios, además de indicarle las horas adecuadas para cada comida (desayuno, almuerzo y cena).

ACUPUNTURA.

* *Abrir Vaso Cintura*
    * *41VB*
* *Regular centro y yangming*
    * *12RM + 36E + 4IG*
* *Metabolización de flema*
    * *3Bp + 40E*
* *Punto curioso para disminuir el apetito*
    * *36PC*

BIOMAGNETISMO

ÓRGANO EN DISFUNCIÓN:

* **Estómago**: estómago (-) – estómago (+).
* **Duodeno**: duodeno (-) – duodeno (+).
* **Hígado**: hígado (-) – hígado (+).
* **Intestinal**: riñón (-) – sacro (+).

GLÁNDULA EN DISFUNCIÓN:

* **Tiroides**: tiroides (-) – tiroides (+).

PARES ESPECIALES:

* **Baja la glucosa:** glúteo medio (-) – glúteo medio (+). (por exceso de consumo de carbohidratos)
* **Hipertensión – triglicéridos – colesterol:** aorta (-) – aorta (+).
* **Polifagia:** píloro (-) – colon transverso (+).

PARES PARA BAJAR DE PESO:

* **Ansiedad:** interilíaco(-) – sacro(+)
* **Ansiedad por carbohidratos:** parietal (-) – colon transverso (+)
* **Ansiedad por parásitos:** glúteo der. (-) – glúteo izq.(+)
* **Ganas de comer de todo:** boca estómago (-) – boca estómago (+)
* **Trastornos – apetito voraz:** cola páncreas (-) – boca estómago (+)
* **Metabolismo lento:** píloro (+) – hígado (-)
* **Acelerar metabolismo:** hígado (-) – hígado(+)

AURICULOTERAPIA

PARA OBESIDAD (oreja izquierda)

55PA - 7aPA - 78PA - 22PA - 45PA - 17PA - 18PA - 28PA - 51PA - 83PA - 98PA - 84PA - 87PA - 43PA - 69PA - 70PA - 74PA - 75PA - 72.3PA - 72.5PA

20/12/2018

El paciente comenta que al día siguiente de la primera consulta, expulsó esputos amarillentos con vetas verdosas y negras, duras y malolientes, y que durante el resto de la semana sufrió de goteo nasal severo, al momento de esta consulta persistía esta dolencia. Así mismo, a lo largo de esta semana, experimentó una diarrea de color amarillento, muy maloliente y más de lo habitual. Sus ansias en el desayuno bajaron, de comerse 4 paquetes de galletas de soda, o 3 triángulos grandes de casabe untados con crema de leche, pasó a comer solo 2 paquetes, o 1 ½ de triángulos con la crema, porque ya sentía saciedad y que el envase de crema de leche, que duraba 5 días (lo consume en la oficina de lunes a viernes), en esta oportunidad se acabó al lunes siguiente. Esto se puede considerar como un gran avance, ya que hablamos de un individuo que no siente saciedad alguna al comer.

ACUPUNTURA.

Se le repitió la metabolización de flema, para ayudarlo a terminar de expulsar ese exceso de flema, que tiene en el sistema respiratorio y en el digestivo.

* *Tonificación del TR medio*
  * *13H + 12RM + 20V + 21V*
* *Metabolización de flema*
  * *3Bp + 40E*
* *Punto curioso para disminuir el apetito*
  * *36PC*

BIOMAGNETISMO

ÓRGANO EN DISFUNCIÓN:
__Nota__: el par duodeno no repitió.

* **Estómago**: estómago (-) – estómago (+).
* **Hígado**: hígado (-) – hígado (+).
* **Intestinal**: riñón (-) – sacro (+).

GLÁNDULA EN DISFUNCIÓN:

* **Tiroides**: tiroides (-) – tiroides (+).

PARES ESPECIALES:

* **Baja la glucosa**: glúteo medio (-) – glúteo medio (+).
* **Hipertensión – triglicéridos – colesterol:** aorta (-) – aorta (+).
* **Polifagia:** píloro (-) – colon transverso (+).

PARES PARA BAJAR DE PESO:
<u>*Nota*</u>*: el par ansiedad por parásitos, no repitió. Se deduce que por eso tuvo diarrea, logrando expulsar los parásitos.*

* **Ansiedad**: interilíaco(-) – sacro(+)
* **Ansiedad por carbohidratos**: parietal (-) – colon transverso (+)
* **Ansiedad por parásitos**: glúteo der. (-) – glúteo izq.(+)
* **Ganas de comer de todo**: boca estómago (-) – boca estómago (+)
* **Trastornos – apetito voraz**: cola páncreas (-) – boca estómago (+)
* **Metabolismo lento**: píloro (+) – hígado (-)
* **Acelerar metabolismo**: hígado (-) – hígado(+)

AURICULOTERAPIA

PARA INSUFICIENCIA DIGESTIVA (oreja derecha)

55PA - 51PA - 83PA - 104PA - 89PA - 88PA - 87PA - 91PA - 96PA - 97PA - 98PA - 43PA - 109PA - 110PA - 69PA - 74PA - 72.3PA.

27/12/2018

Continuó el goteo nasal y los esputos, pero en menor cantidad y ahora son de color blanquecino transparente y sin mal olor. Sus heces volvieron a la normalidad, siguen pastosas, pero ya no tan malolientes.

Lo más significativo de los cambios de su alimentación, fueron en el desayuno. Cambió la crema de leche, por lonjas de pechuga de pavo acompañadas con galletas de soda o casabe. En el almuerzo comenzó a incluir ensaladas al menú, tratando de aderezarlas con aceite de oliva y vinagre de vino. Aunque, un día trató solo comer ensalada césar con pollo—por el tema de lo grasoso del aderezo césar—pero en la tarde consumió más carbohidratos de lo habitual. Mejoró también, en cuanto a que no pasa todo el día pensando en la comida.

ACUPUNTURA.

* ***Ansiedad yin (Bp)***
  * *8Bp + 13H (+) + 20V (-) + 36E+ Plano Bp – P (2Bp + 12RM + 11P) + 1PC*
* ***Moxa puntos shen***
  * *44V + 49V*
* ***Metabolización de flema – moxa sin aguja***
  * *3BP + 40E*

BIOMAGNETISMO

ÓRGANO EN DISFUNCIÓN:
Nota*: el par duodeno no repitió.*

* **Estómago**: estómago (-) – estómago (+).
* **Hígado**: hígado (-) – hígado (+).
* **Intestinal**: riñón (-) – sacro (+).

GLÁNDULA EN DISFUNCIÓN:

* **Tiroides**: tiroides (-) – tiroides (+).

**PARES ESPECIALES:**

* **Baja la glucosa:** glúteo medio (-) – glúteo medio (+).**Hipertensión – triglicéridos – colesterol:** aorta (-) – aorta (+).
* **Polifagia:** píloro (-) – colon transverso (+).

**PARES PARA BAJAR DE PESO:**
**Nota**: No repitió el par ansiedad.

* **Ansiedad por carbohidratos:** parietal (-) – colon transverso (+)
* **Ganas de comer de todo:** boca estómago (-) – boca estómago (+)
* **Trastornos – apetito voraz:** cola páncreas (-) – boca estómago (+)
* **Metabolismo lento:** píloro (+) – hígado (-)
* **Acelerar metabolismo:** hígado (-) – hígado(+)

AURICULOTERAPIA

PARA OBESIDAD (oreja izquierda)

55PA - 7aPA - 78PA - 22PA - 45PA - 17PA - 18PA - 28PA - 51PA - 83PA - 98PA - 84PA - 87PA - 43PA - 69PA - 70PA - 74PA - 75PA - 72.3PA - 72.5PA

31/01/2019

Después de un mes de su última consulta, se pudo apreciar que su zona abdominal y la papada ya no eran tan prominentes. Comentó que durante las fiestas navideñas pudo controlar su alimentación, aunque suele ser bastante difícil durante esa temporada; situación que siente como un logro. También percibe que el tratamiento le está siendo efectivo, ya que durante las tardes y noches no siente ese deseo descontrolado por comer carbohidratos, sus pensamientos recurrentes por la comida cesaron, aunque sigue comiendo en grandes cantidades, modificó sus hábitos alimenticios y se acostumbró a incluir ensaladas durante el almuerzo y la cena.

El goteo nasal y los esputos matutinos pararon por completo y esto se ve reflejado por el bajo consumo de lácteos durante el desayuno. Sus heces ya no son tan pastosas, aunque siguen siendo malolientes, pero no con la intensidad de antes.

ACUPUNTURA.

Se le trató la distensión abdominal, porque aunque su abdomen ha disminuido, todavía se ve duro. Sufre de gases después de las comidas.

* ***Separar lo puro de lo impuro.***
    * *9RM + 15Bp + 25E + 6RM*
* ***Purgación.***
    * *6Bp*
* ***Bajar el yang.***
    * *37E + 39E + 25E +4RM*

BIOMAGNETISMO

ÓRGANO EN DISFUNCIÓN:
__Nota__: los pares, hígado e intestinal no repitieron.

* **Estómago**: estómago (-) – estómago (+).

GLÁNDULA EN DISFUNCIÓN:

* **Tiroides**: tiroides (-) – tiroides (+).

PARES ESPECIALES:
<u>*Nota*</u>*: el par baja la glucosa no repitió.*

* **Hipertensión – triglicéridos – colesterol:** aorta (-) – aorta (+).
* **Polifagia:** píloro (-) – colon transverso (+).

PARES PARA BAJAR DE PESO:
<u>*Nota*</u>*: los pares, ganas de comer de todo y metabolismo lento no repitieron.*

* **Ansiedad por carbohidratos:** parietal (-) – colon transverso (+)
* **Trastornos – apetito voraz:** cola páncreas (-) – boca estómago (+)
* **Metabolismo lento:** píloro (+) – hígado (-)
* **Acelerar metabolismo:** hígado (-) – hígado(+)

AURICULOTERAPIA

PARA DISTENSIÓN ABDOMINAL (oreja derecha)

55PA - 51PA - 83PA - 104PA - 89PA - 88PA - 87PA - 91PA - 43PA - 109PA - 110PA - 69PA - 74PA - 72.3PA.

07/02/2019

Seguimos con una evolución muy parecida a la de la semana pasada. Lo único relevante fue, que por cuestiones de trabajo estaba muy irritable, ansioso e impulsivo. Estaba sufriendo de insomnio, padeciendo de lapsos de falta de aire, sin realizar ningún esfuerzo físico.

ACUPUNTURA.

Según lo comentado por el paciente, en la entrevista previa de cada consulta, se le diagnostico vacío de P; y se tomó la decisión de tonificarlo a través de la técnica de regulación energética, ya que se concluyó que dándole fuerza al abuelo (P) podemos controlar al nieto (H) que se encuentra en plétora.

* ***Regulación energética de P***
    * *Abrir con 6MC (por ser una situación emocional)*
    * *6P (desbloquear y retirar aguja) + 9P*
    * *(+) 13V + (-) 1P*
    * *11IG*
    * *Cerrar con 4Bp*
* ***Puntos complementarios.***
    * *1PC + 3PC*
* ***Moxa puntos shen.***
    * *44V + 42V*
* ***Metabolización de flema – moxa sin aguja.***
    * *3Bp + 40E*

BIOMAGNETISMO

ÓRGANO EN DISFUNCIÓN:

* **Estómago**: estómago (-) – estómago (+).

GLÁNDULA EN DISFUNCIÓN:
Nota: *no repitió el par, Tiroides*

PARES ESPECIALES:
Nota: *el par polifagia, no repitió.*

* **Hipertensión – triglicéridos – colesterol:** aorta (-) – aorta (+).
* **Insomnio:** 3era cervical (-) – 3era cervical (+)

* **Tranquiliza y duerme:** dedo anular (-) – dedo anular (+)

PARES PARA BAJAR DE PESO:
Nota: *el par trastornos – apetito voraz, no repitió.*

- * **Ansiedad por carbohidratos:** parietal (-) – colon transverso (+)
- * **Acelerar metabolismo:** hígado (-) – hígado(+)

AURICULOTERAPIA

PARA OBESIDAD (oreja izquierda)

55PA - 7aPA - 78PA - 22PA - 45PA - 17PA - 18PA - 28PA - 51PA - 83PA - 98PA - 84PA - 87PA - 43PA - 69PA - 70PA - 74PA - 75PA - 72.3PA - 72.5PA

15/02/2019

La sensación de falta de aire y el insomnio mejoraron, comentó que esa misma noche (07/02/2019) durmió corrido hasta las 6am.

Con respecto al tema de la obesidad, seguimos igual a las semanas anteriores, está alimentándose mejor y balanceado. Debe comenzar las rehabilitaciones por la fractura en el brazo, pero no siente vitalidad para realizarlas, ya que todavía tiene algo de dolor a nivel óseo y muscular.

ACUPUNTURA.

Para mitigar el dolor en el brazo por causa de la fractura, se tomó la decisión de tonificarle el riñón ying.

* ***Tonificación de Riñón Yin***
  * *3R + 7R + 10R + 25VB + 4RM + 46PC izquierdo.*
* ***Puntos complementarios.***
  * *11V (Roe huesos) + 34VB (Roe músculos) + 6R (Punto He insomnio)*
* ***Moxa zona dolor brazo.***
* ***Metabolización de flema – moxa sin aguja.***
  * *3Bp + 40E*

BIOMAGNETISMO

ÓRGANO EN DISFUNCIÓN:
* **Estómago**: estómago (-) – estómago (+).

PARES ESPECIALES:
* **Hipertensión – triglicéridos – colesterol:** aorta (-) – aorta (+).
* **Insomnio:** 3era cervical (-) – 3era cervical (+)
* **Tranquiliza y duerme:** dedo anular (-) – dedo anular (+)

PARES PARA BAJAR DE PESO:
* **Ansiedad por carbohidratos**: parietal (-) – colon transverso (+)
* **Acelerar metabolismo**: hígado (-) – hígado(+)

AURICULOTERAPIA

Para esta consulta, no se colocó esta técnica

21/02/2019

El problema del insomnio se controló por completo, al punto de comentar que tenía años, donde el dormir nunca fue tan placentero como ahora, era profundo y sin despertarse en la madrugada, ahora en las mañanas amanece descansado. Está más relajado y con la "cabeza fría"; pero, sigue sin tener vitalidad para comenzar las terapias de rehabilitación del brazo y también hacer ejercicios.

En relación a su alimentación, durante el almuerzo y la cena, las cantidades de comida han disminuido de manera importante, ya se sacia más rápidamente. La ropa le queda un poco más holgada, no obstante sigue sintiendo el abdomen duro.

ACUPUNTURA.

El paciente no siente la energía suficiente para comenzar a realizar actividades físicas, por eso se decidió realizarle la tonificación de la energía.

* ***Tonificación de la energía.***
  * *4DM + 23V + 6RM +12RM + 17RM + 36E*
* ***Moxa zona dolor brazo.***
* ***Metabolización de flema – moxa sin aguja.***
  * *3Bp + 40E*

BIOMAGNETISMO

ÓRGANO EN DISFUNCIÓN:
Nota: el par estómago no repitió.

PARES ESPECIALES:
Nota: *los pares insomnio y tranquiliza – duerme, no repitieron*

* **Hipertensión – triglicéridos – colesterol:** aorta (-) – aorta (+).

PARES PARA BAJAR DE PESO:
Nota: *no repitió el par ansiedad por carbohidratos.*

* **Acelerar metabolismo**: hígado (-) – hígado(+)

AURICULOTERAPIA

PARA OBESIDAD (oreja izquierda)

55PA - 7aPA - 78PA - 22PA - 45PA - 17PA - 18PA - 28PA - 51PA - 83PA - 98PA - 84PA - 87PA - 43PA - 69PA - 70PA - 74PA - 75PA - 72.3PA - 72.5PA

28/02/2019

Para la fecha, el paciente ha logrado hacer cambios significativos en su dieta habitual, por ejemplo, incluyó fruta en el desayuno, está tomando aproximadamente un litro y medio de agua durante el día, evitando combinar grasas y carbohidratos durante el almuerzo y en la cena, la mayoría de las veces solo consume proteínas y ensalada. Siente mucha más vitalidad, de hecho, inició sus terapias de rehabilitación y está comenzando a caminar trayectos cortos durante las mañanas. Ya no siente dolor en las rodillas ni en los tobillos. Continúa la sensación de abdomen duro.

ACUPUNTURA.

Se le precedió a realizar la técnica para la distensión abdominal.

* **Separar lo puro de lo impuro.**
  * *9RM + 15Bp + 25E + 6RM*
* **Purgación.**
  * *6Bp*
* **Bajar el yang.**
  * *37E + 39E + 25E + 4RM*
* **Metabolización de flema – moxa sin aguja.**
  * *3Bp + 40E*

BIOMAGNETISMO

PARES ESPECIALES:
<u>Nota</u>: *no repitió el par hipertensión – triglicéridos - colesterol*

PARES PARA BAJAR DE PESO:

* **Acelerar metabolismo**: hígado (-) – hígado(+)

AURICULOTERAPIA

PARA DISTENSIÓN ABDOMINAL (oreja derecha)

55PA - 51PA - 83PA - 104PA - 89PA - 88PA - 87PA - 91PA - 43PA - 109PA - 110PA - 69PA - 74PA - 72.3PA.

Sigue mejorando, ahora realiza caminatas con un trayecto más largo, siente bastante vitalidad, sigue durmiendo muy bien y tiene mejor humor. Está tomando una taza de infusión de flor de Jamaica antes de cada comida y esto hace que su saciedad mejore.

Sus heces ya no son pastosas, ahora son más compactas y sin el olor fétido de antes. La caída del cabello también ha mejorado, lo nota cuando se baña y se peina.

ACUPUNTURA.

* ***Tonificación TR medio***
  * *12RM + 13H + 21V + 20V*
* ***Metabolización de flema – moxa con aguja.***
  * *3Bp + 40E*

BIOMAGNETISMO

PARES PARA BAJAR DE PESO:
Nota: *cambió el par de acelerar metabolismo a metabolismo lento*

* **Metabolismo lento:** píloro (+) – hígado(-)

AURICULOTERAPIA

PARA OBESIDAD (oreja izquierda)

55PA - 7aPA - 78PA - 22PA - 45PA - 17PA - 18PA - 28PA - 51PA - 83PA - 98PA - 84PA - 87PA - 43PA - 69PA - 70PA - 74PA - 75PA - 72.3PA - 72.5PA

08/03/2019

Como tiene que salir del país por cuestiones de trabajo, exactamente el 30/03 de este año, el paciente tomó la decisión de asistir a consulta, dos veces esta misma semana.

Para el momento, el paciente está pesando 104kg, ha perdido una media de 5kg por mes, tomando en cuenta que comenzó pesando 120kg.

ACUPUNTURA.

* ***Regular centro y yangming***
    * *12RM + 36E + 4IG*
* ***Metabolización de flema – moxa con aguja.***
    * *3Bp + 40E*

BIOMAGNETISMO

PARES PARA BAJAR DE PESO:
Nota*: no repitió el par metabolismo lento.*

AURICULOTERAPIA

No se colocó esta técnica hoy, porque se empleó en la cita anterior, hace dos días.

26/03/2019

Para esta consulta, el paciente se siente muy motivado por lo significativo de su adelgazamiento, está sumamente sorprendido de lo rápido de los cambios. Siguen los gases después de las comidas

ACUPUNTURA.

* ***Tonificación TR medio***
    * *12RM + 13H + 21V + 20V*
* ***Metabolización de flema – moxa con aguja.***
    * *3Bp + 40E*

BIOMAGNETISMO

Como en cada consulta, se realizó el rastreo kinesiológico completo del Manual Avanzado de Biomagnetismo, y para la fecha no reflejó ningún par.

AURICULOTERAPIA

PARA INSUFICIENCIA DIGESTIVA (oreja derecha)

55PA - 51PA - 83PA - 104PA - 89PA - 88PA - 87PA - 91PA - 96PA - 97PA - 98PA - 43PA - 109PA - 110PA - 69PA - 74PA - 72.3PA.

28/03/2019 Última consulta

Independientemente de que el paciente viajara por un lapso de dos semanas, se procedió a darle de alta, ya que todos los tratamientos aplicados hasta la fecha habían logrado su cometido o sea, regular al paciente y ayudarlo a bajar de peso.

Aunque no había llegado a su peso ideal, ya está encaminado hacia una rutina de hábitos alimenticios correctos, está realizando actividades físicas regulares, que ha ido aumentando de manera progresiva; ya no sufre de ansiedad y siente saciedad cuando come.

Se le colocó técnica para controlar la ansiedad por los alimentos y como última terapia, con el propósito de evitar que durante el viaje tuviese una recaída.

Peso inicial: 120kg.   Altura: 1.75m.   IMC: 34.52kg/m^2

Peso final: 101kg.   **Altura: 1.75m.**   **IMC: 28.86kg/m^2**

ACUPUNTURA.

* ***Ansiedad yin (Bp)***
  * *8Bp*
  * *13H (+) + 20V (-)*
  * *36E*
  * *Plano Bp –P (2Bp + 12RM + 11P)*
  * *1PC + 3PC*
* ***Moxa puntos shen***
  * *44V + 49V*
* ***Metabolización de flema – moxa sin aguja***
  * *3BP + 40E*

BIOMAGNETISMO

Se volvió a realizar el rastreo kinesiológico completo del Manual Avanzado de Biomagnetismo y nuevamente no arrojo ningún par.

AURICULOTERAPIA

Aunque solo pasaron dos días, se le cambió el Aurículo por el de obesidad, esto como refuerzo.

PARA OBESIDAD (oreja izquierda)

55PA - 7aPA - 78PA - 22PA - 45PA - 17PA - 18PA - 28PA - 51PA - 83PA - 98PA - 84PA - 87PA - 43PA - 69PA - 70PA - 74PA - 75PA - 72.3PA - 72.5PA

CONCLUSIONES Y RECOMENDACIONES

Como se ha podido constatar a lo largo de esta investigación, la obesidad es una enfermedad crónica y muy compleja, analizada desde el punto de vista de la medicina Alopática; sabemos que dicha patología puede afectar a cualquier ser humano sin distinguir entre los estratos sociales, sexo o edades; que se da principalmente por la mala alimentación, la sobre ingesta de alimentos altamente calóricos y el sedentarismo; siendo acompañada en muchos de los casos por trastornos emocionales, como por ejemplo la ansiedad, que incita a la necesidad imperiosa por ingerir alimentos dulces, grasos y ricos en hidratos de carbono.

Igualmente se comprobó, que a través de la Medicina Tradicional China este padecimiento no es solamente producto de las alteraciones de la dieta, sino incluso por desequilibrios en órganos y vísceras, que causan sintomatologías de excesos e insufiencias que generan la ralentización del metabolismo y la necesidad de sobrealimentarse, que a su vez provocan un exceso de grasa corporal, perjudicial para la salud.

En conclusión, se dice que es posible adelgazar con la ayuda de la Acupuntura, Moxibustión y Aurículoterapia; pero lo relevante de esta investigación, es que si a las técnicas de la Medicina Tradicional China, le sumamos la novedosa terapia de Biomagnetismo, se puede llegar a potenciar los efectos de las anteriores, debido a que el uso de los magnetos, actúa directamente en el equilibrio del pH del organismo.

* Ayuda en la aceleración del metabolismo y su regulación, lo que hará que se queme grasa de forma más rápida.

* Favorece una adecuada función digestiva.

* Depura el organismo, mediante la rectificación de las evacuaciones de líquidos y sólidos.

* **La Acupuntura** nos sirve para restaurar el equilibrio emocional, o sea, disminuir la ansiedad, el estrés y la angustia que produce el alimentarse de manera compulsiva.

* **El Biomagnetismo** puede corregir la adicción a ciertos alimentos que favorecen la obesidad, como por ejemplo, la ansiedad por comer dulces o por los carbohidratos; también ayuda a controlar la sensación de saciedad y el apetito voraz.

A todo esto hay que añadir, que el paciente debe tener el compromiso de seguir los ciclos terapéuticos recomendados y que está en la necesidad de hacer los cambios en sus hábitos alimenticios, para lograr a mediano plazo una dieta balanceada la cual deberá mantener a lo largo del tiempo. En este sentido, es absolutamente necesario, incluir los ejercicios físicos a su rutina habitual, con la finalidad de coadyuvar en la quema de la grasa corporal excedente. Es obvio, que con todo lo expuesto anteriormente, los pacientes lograrán mejorar su vida y su salud.

REFERENCIAS BIBLIOGRÁFICAS

1. Fundamentos de Acupuntura y Moxibustión de China. Ediciones en Lenguas Extranjeras. Beijing, 2005.

2. LIAO YUQUN: Medicina Tradicional China. China Intercontinental Press. China, 2010.

3. *Obesidad*. Recuperado de: https://www.mayoclinic.org/

4. ¿Qué es la obesidad y cuántos tipos existen? Recuperado de: https://www.obymed.es/

5. Tipos de Obesidad: Características y Riesgos. Recuperado de: https://psicologiaymente.com/

6. Tipos y grados de obesidad. Recuperado de: https://www.seco.org/

7. Diccionario de alimentación. Recuperado de: https://cuidateplus.marca.com/

8. A. CARLOS NOGEIRA PEREZ Y A. JAVIER ÁLVAREZ MARTÍNEZ. Acupuntura tomo III, patología y tratamiento. Ediciones CEMETC. España 2007.

9. Apuntes de Acupuntura. Recuperado de : https://www.apuntes-de-acupuntura.com/

10. DR. MOISES LIPSZYS. Manual de Aurículoterapia. Editorial Kier, S.A. Buenos Aires. 1989.

11. DR. ISAAC GOIZ DURAN. El Par Biomagnético. Universidad Autónoma Chapingo. México 2008.

ANEXOS

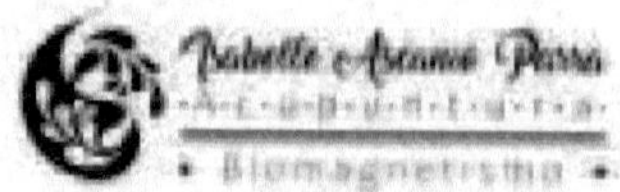

HÁBITOS ALIMENTICIOS PARA DIABÉTICOS Y MANTENER UNA BUENA SALUD.

Esto no es una Dieta, esto son recomendaciones para **Cambiar los hábitos alimenticios definitivamente**, teniendo como prioridad su salud, con lo cual viene la Belleza y el Equilibrio Emocional. Lo más importante es APRENDER A COMER, y el Horario en el cual se debe hacer.

De 1 a 4 vasos de Agua en **AYUNAS**, ayuda a limpiar el Estómago y el Colon.

DESAYUNO. (Entre las 7am y las 9am)

- En Ayunas, beber 1 taza de agua tibia con 1 cucharadita de **Canela**, ayuda a bajar de peso, porque equilibra los niveles de glucosa en sangre y da energía. **Hipertensos abstenerse de consumir Canela, sustituir por Limón**
- Cualquier tipo de **CARBOHIDRATO** (Integral mucho mejor) como: **Pan Integral, Arepas Integrales** (3 Partes de Harina de Maíz y 1 parte de Avena, Afrecho, Linaza molida, etc.), Cereales (Avena, Maíz, Arroz).
- Fruta (La cantidad que quiera). Cambur, Níspero, Mango Maduro, Patilla (solo 1 pieza).
- Café (mejor **Negrito Guayoyo**), Te o Infusión.
- PROTEÍNA Magra.

Transcurso de la Mañana: de 4 o más Vasos de Agua.
Si siente Hambre a media mañana, una pieza de Fruta. (SE CONSUME HASTA LA 1pm)

ALMUERZO. (Entre la 1 y las 3 de la tarde)

- Cualquier tipo de PROTEÍNA, mejor MAGRA: Carne de Res (MAX. 2 vez per semana), Pollo, Pescado, Pavo, etc.; a la plancha, parrilla, hervido o al vapor.
- ENSALADA de VEGETALES CRUDOS o Al Vapor (NO cocinar la Remolacha y la Zanahoria, mejor consumirla CRUDA) aderezada con **Aceite de Oliva o Aceite Vegetal (menos cantidad)**, vinagre o limón, sal marina, pimienta.
- SOPA (Carne, Pollo, Pescado, etc.) Se le puede agregar tubérculos (Yuca) (NO Papa, Apio, Ocumo, Ñame, Zanahoria)
- Crema de verduras, sin crema de leche. Evitar Crema de Auyama
- La bebida AGUA o Jugo Natural, SIN AZÚCAR.
- Café (mejor **Negrito Guayoyo**), Te o Infusión.

Transcurso de la Tarde: de 4 o más Vasos de Agua. (Hasta las 5pm o 6pm)

CENA (entre las 5 y 7 de la noche)

- PROTEÍNA BLANCA, evitar las Carnes Rojas, **preferible a la Plancha o al Vapor.**
- CONSOMÉ sin Tubérculos, ni Fideos.
- ENSALADA de Vegetales Crudos, NO vapor o hervido.
- No consumir Remolacha, ni Zanahoria; ni Cruda, ni Cocida.

0412.925.4458   isa.acupuntura

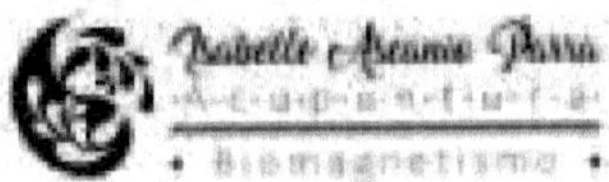

CONSIDERACIONES: ¡Leer detenidamente!

- Realizar **ejercicios físicos aeróbicos** moderados y agradables; e ir subiendo la intensidad, por lo mínimo 3 veces por semana, por 30 min
- 2 litros de agua O MÁS al día preferiblemente antes de las 5pm o 6pm.
- Las frutas solo se comen hasta la 1pm.
- Vegetales cocidos, mejor no consumirlos en la cena (se convierten en azúcar).
- Si en horas de la tarde siente deseos por comer Dulce tome Agua con el jugo de ½ o 1 limón, eso ayuda a bajar los niveles de Ansiedad.
- **Comida Chatarra, MUY ESPORÁDICAMENTE. Mejor evitarla.**
- Tratar de no combinar/comer al mismo tiempo GRASA con CARBOHIDRATOS.
  - <u>EJEMPLO:</u>
    - Hamburguesa <u>CON Mayonesa y Queso</u>, **SIN PAN** y muchos vegetales
    - Hamburguesa <u>SIN Mayonesa y Queso</u> **PUEDE comer el pan** y también muchos vegetales.
    - Parrilla de Pollo, Carne de res o Cerdo Magro puede consumir Carbohidrato (Yuca, Papa, Pan) y Ensalada
    - Parrilla de Chorizo, Morcilla, Salchicha, Chistorra, etc, NO Carbohidrato solo Ensalada.
- Tanto el Almuerzo y la Cena de se deben consumir Ensaladas y Vegetales (en la CENA Solo Crudos)
- <u>**NUNCA CONSUMIR HARINAS BLANCAS, AZÚCAR REFINADA Y LACTEOS**</u> queso, yogurt y leche de vaca no son para el ser humano, recomendamos cambiar por leche de soya, de almendras, de arroz o coco y tofu.
- **NUNCA CONSUMIR Remolacha o Zanahoria hervidos (en ninguna de las 3 comidas), tampoco Cremas o Sopas que tenga tubérculos en las Cena.**
- Los granos y huevos, preferiblemente 2 veces a la semana, si tiene problemas con el colon consumirlos con precaución.
- Carnes rojas, 1 o 2 vece a la semana.
- **Disminuir al mínimo** el consumo de salsas, mayonesa, mantequilla, medicamentos y químicos, así como sal con flúor, mejor sal marina.
- **Dormir el mínimo necesario para un adulto de 6 a 8 horas.**

ÍNDICE GLICÉMICO

CARBOHIDRATOS BUENOS			
Aceitunas	15	Moras	25
Ajo	15	Mostaza Dijon	35
Arroz Integral	40	Naranja Jugo	50
Arroz Salvaje	35	Naranja	43
Arepa Integral	31	Nectarinas	35
Arvejas	22	Pan Integral	47
Berenjenas	30	Pasta de Arroz	44
Brócoli 15		Pasta al Dente	47
Caraotas	38	Pata Integral	32
Casabe Galleta	46	Peras	42
Cebolla	15	Pimentón	15
Celery	35	Piña	54
Chayota	50	Pumpernickel	41
Ciruelas	40	Rábano	15
Ciruelas Pasas	51	Raisin Bran	61
Coliflor	15	S. Tomat. Nat	35
Cotufas	55	Salsa Tomate	45
Couscous	61	Sopa Caraotas	64
Duraznos	28	Sopa Lentejas	44
Endivias	15	Spaghetti	58
Espárragos	50	Sushi Salmón	48
Espinacas	15	Tofu	20
Fresas	40	Toronja	25
Frijoles	50	Tomate Seco	35
Garbanzos	33	Vainitas	22
Guisantes	15	Vermicelli	35
Higos	40	Zanah. Cruda	30
Ketchup	55		
Kiwi	47		
Leche de Soya	49		
Leche Descr.	32		
Lechosa	56		
Lentejas	18		
Maíz Dulce	37		
Maíz Hervid. 20'	48		
Mandarinas	30		
Manzanas	38		
Matza Integral	40		
Melocotón	57		
Melón Criollo	60		
Minestrone	42		

CARBOHIDRATOS MALOS			
Arepa Blanca	81	Pasitas	70
Arroz Blanco	81	Patilla	85
Arroz Inflado	83	Pizza	80
Arroz Parboiled	72	Plátano	36
Auyama	84	Polenta	70
Avena Sin Lavar	69	Pretzel	92
Azúcar Blanca	70	Puré de Papas	91
Azúcar Morena	70	Refrescos	70
Batata	87	Risotto	70
Bran Flakes	74	Special K	74
Cachapa	102	Tortilla Tacos	68
Cambur	75	Uvas	70
Caramelos	76	Waffles	76
Cervezas	110	Yuca	81
Cheerios	74	Zanah. Cocida	94
Coca Cola	74		
Corn Flakes	92		
Croissant	67		
Dátiles	103		
Flan	93		
Gatorade	91		
Harina de Maíz	85		
Harina de Arroz	95		
Harina de Trigo	85		
Harina Pan	70		
Helados	80		
Helado Sorbete	65		
Jarabe de Maple	65		
Maicena	85		
Mango	76		
Melón Blanco	70		
Miel	78		
Muffin	102		
Nachos	74		
Pan Canilla	95		
Pan de Avena	65		
Pan Pita	86		
Panquecas	113		
Papa Hervida	115		
Papas Fritas	75		
Papitas	81		

0412.925.4458   isa.acupuntura

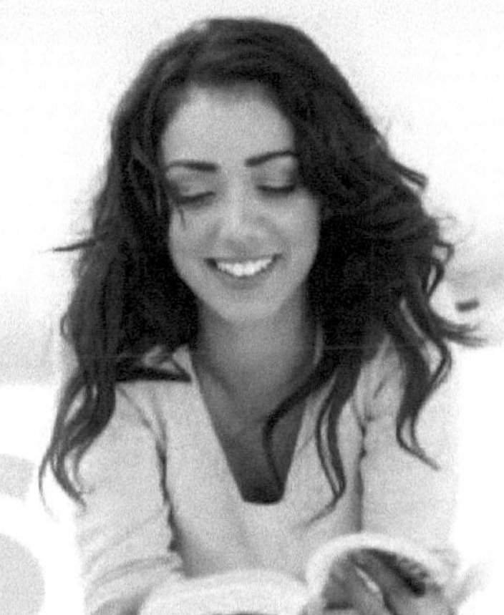

yes

I want morebooks!

Buy your books fast and straightforward online - at one of world's fastest growing online book stores! Environmentally sound due to Print-on-Demand technologies.

Buy your books online at
www.morebooks.shop

¡Compre sus libros rápido y directo en internet, en una de las librerías en línea con mayor crecimiento en el mundo! Producción que protege el medio ambiente a través de las tecnologías de impresión bajo demanda.

Compre sus libros online en
www.morebooks.shop

KS OmniScriptum Publishing
Brivibas gatve 197
LV-1039 Riga, Latvia
Telefax: +371 686 204 55

info@omniscriptum.com
www.omniscriptum.com

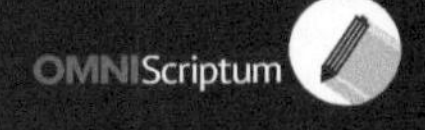

Printed by Books on Demand GmbH, Norderstedt / Germany